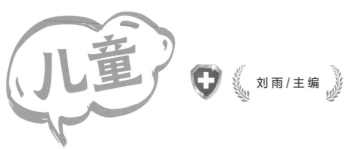

儿童

刘雨/主编

肺部健康养护 保健书

U0247045

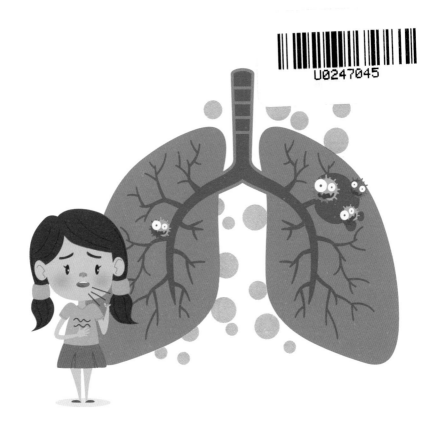

吉林科学技术出版社

图书在版编目（CIP）数据

儿童肺部健康养护保健书 / 刘雨主编． -- 长春：
吉林科学技术出版社，2025. 1. -- ISBN 978-7-5744
-1875-2

Ⅰ．R725.601

中国国家版本馆 CIP 数据核字第 2024B2Z137 号

儿童肺部健康养护保健书
ERTONG FEIBU JIANKANG YANGHU BAOJIAN SHU

主　　编	刘　雨
出 版 人	宛　霞
责任编辑	张　楠　郭　廓
封面设计	深圳市弘艺文化运营有限公司
制　　版	深圳市弘艺文化运营有限公司
幅面尺寸	170 mm × 240 mm
开　　本	16
字　　数	210千字
印　　张	11
页　　数	176
印　　数	1 ~ 5 000册
版　　次	2025年1月第1版
印　　次	2025年1月第1次印刷

出　　版	吉林科学技术出版社
发　　行	吉林科学技术出版社
地　　址	长春市净月区福祉大路5788号出版大厦A座
邮　　编	130118
储运部电话	0431-86059116
编辑部电话	0431-81629520
印　　刷	长春百花彩印有限公司

书　　号	ISBN 978-7-5744-1875-2
定　　价	49.90元

　　孩子是父母的掌上珍宝，只要孩子稍有不适，父母就心急如焚；去医院做检查、吃药、打针一样不落。长此以往，容易形成恶性循环，孩子的抵抗力会越来越差，患病的概率也越来越大，尤其是肺部感染的患病情况最为严重。

　　我国古代儿科医书《颅囟经》中提出，孩子是纯阳之体，具有"阴常不足，阳常有余"的特殊体质，小儿肺常不足的生理特点决定了肺热是孩子感冒发热的根本原因。

　　中医认为，肺主气和呼吸，使体内气体得到交换，维持人体清浊之气的新陈代谢，决定气血运输是否通畅，呼吸系统的其他器官都是肺功能正常发挥的铺垫。肺功能强的孩子呼吸顺畅，能为身体供应充足的氧气，使生命正常运转，让身体的自愈力更强，体质更强壮；肺功能的孩子则经常被感冒、咳嗽、发热等常见病侵扰。肺是非常重要的器官，在人体健康中具有举足轻重的作用。

　　肺其实就像一个"不会哭的孩子"，不到病情严重时不会表现出明显异常，一旦出现症状，就可能已经错过了最佳治疗期，尤其是孩子。孩子由于年龄小，不善于用语言表达身体出现的各种状况，其娇嫩的肺更容易被外界环境伤害，因此需要更多的呵护。养肺就是为孩子构筑起一道健康防线，肺功能强，则孩子的免疫力就强。本书详细介绍了肺的生理结构和功能、儿童肺的特点、养肺的饮食原则、穴位保健和生活调理方法，为增强孩子的肺功能打下坚实基础。

在这里需要提醒大家注意的是，按摩、艾灸等方法要遵循医嘱，在专业医师的指导下进行。书中涉及的运动训练强度及次数仅为参考，实际训练计划需要根据孩子的体能情况，由专业人员评定后再制订。

愿每个孩子都能拥有强大的肺，健康成长不生病。

第2章　秋冬养肺事半功倍，换季少咳嗽

第3章　经穴外治，为孩子的肺加层保护罩

第4章 养成生活好习惯，给肺部一个良好的环境

第 5 章　35 种能帮助孩子养肺润肺的特效食物

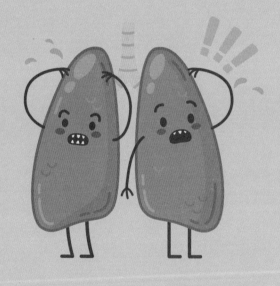

第1章

肺功能弱的孩子易生病，家长要当心 •———————→

　　《黄帝内经·素问》指出，"肺为脏之盖也"。在人体脏腑中，肺的位置最高，覆盖于其他脏腑之上，具有保护诸脏腑免受外邪侵袭的功能。肺功能好，就能为身体建立起健康屏障，不易生病。

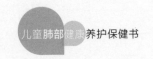

肺功能强，孩子的免疫力就强

　　肺质地疏松，"虚如蜂巢"，在五脏中最为娇嫩，而小儿属于稚阴稚阳之体，肺更为娇嫩。另外，脾为肺之母，小儿脾常不足，肺也就更不足了。《医学源流论》中说"肺为娇脏，寒热皆所不宜"，意思就是说，肺十分娇嫩，既受不了寒，也受不了热。所以，肺很容易为外邪侵害，导致孩子生病。因此，平时要保养好孩子的肺，肺功能强了，孩子的免疫力也就变强了。

肺——人体王国的丞相，主一身之气

　　《黄帝内经》中记载："肺者，相傅之官。"也就是说，肺相当于一个王国的宰相，它必须了解五脏六腑的情况，这也是为什么中医一号脉就能知道五脏六腑的情况。肺与心同居膈上，上连气管，通窍于鼻，与自然界之大气直接相通。肺主气，司呼吸，负责气的宣发肃降。

　　肺主一身之气，是由肺主呼吸的作用决定的。肺主呼吸能使自然界的清气通过肺进入体内，而体内的浊气通过肺呼出体外，肺吸进的清气与水谷之气组合成宗气，所以说"肺为宗气之化源"。宗气贯注心脉，又通过心主血脉而布散周身，从而维持各脏腑组织器官的功能活动。而宗气的形成与肺有关，所以说"肺主一身之气"。

　　孩子来到这个世界的时候，总是要先哇哇大哭，如果遇到不哭的孩子，医生就得把孩子提起来拍一拍，让他哭出来，目的就是让孩子的肺开始工作。

　　中医对肺有个美好的称呼——华盖。盖，即伞。所谓华盖，原指古代帝王车驾的顶盖。由此可见，在人体五脏中，肺的位置最高，犹如伞盖保护位居其下的脏腑，抵御外邪。其实肺又称"水上之源"，由脾运化的精气必须先输送到肺，肺再将津液像雨露一样输布全身，才能熏蒸肌肤、充盈五脏、润泽皮毛。一旦肺热或肺寒，宣发肃降功能失调，人的气机运行就会受阻，人就会生病，最典型的症状就是咳嗽。

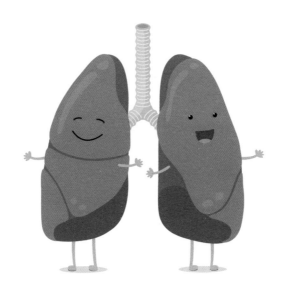

导致孩子肺部受损的几种原因

生活中有很多因素都会损伤孩子稚嫩的肺，导致肺虚，进而导致孩子出现感冒、咳嗽等一系列肺系常见病，甚至出现肺炎、哮喘等重病或难治病。

外邪伤肺

风为百病之长，风邪可以单独侵犯肺，也可以联合寒、湿、暑、燥诸邪一同危害肺。孩子感染风寒，就会出现鼻塞、流涕、头痛、咳嗽、咳痰等一系列感冒症状。夏天，温度高、雨水多、湿气重，暑湿最容易侵犯孩子的肺，极易使孩子患肺炎、支气管炎、扁桃体炎、咽炎

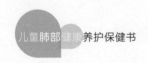

等。秋天，燥邪当道，极易灼伤肺，造成孩子皮肤干燥、口唇发干、大便秘结。

痰饮伤肺

其实孩子的病多是吃出来的，如果饮食不节制，就会损伤脾胃，造成一系列脾胃病。而脾功能受损时间长了，不能很好地运化水湿，就会导致水湿内停，形成痰饮，这时就会损伤肺。痰饮伤肺的情况下，孩子会反复咳嗽。

劳倦伤肺

现在的孩子课业负担重，别说小学生沉甸甸的书包，就是上幼儿园的孩子，又有几个能尽情玩乐。在丰富孩子头脑的同时，家长也应该想一想，孩子的小身板是否吃得消？中医讲"劳则气耗"，劳累，无论是劳力还是劳心，都会伤气、耗血，导致气血亏虚，时间长了，孩子幼小的身体肯定支撑不住，最为娇嫩的肺必然最先受损，出现一系列肺系病症，如哮喘、支气管炎，甚至会患肺结核。

内邪伤肺

肺不但容易被外邪所伤，身体其他部位的疾病也容易牵连肺，即所谓"内邪伤肺"。如肝火犯肺、脾湿蕴肺等，都是其他脏腑病变导致肺病的例子。脾与肺的关系尤为密切，脾系病变更容易累及肺，导致肺系病变。小儿脾失健运，水湿不行，聚而为痰，会影响肺的肃降功能，孩子就会出现咳嗽、气喘等症状。

临床上会见到有一些孩子是医院的老病号，患有非常顽固的疾病，如哮喘、喘息性支气管炎等，反复发作，总也去不了根，这些疾病在《黄帝内经·灵枢》中被称为"肺胀"，表现为气喘、咳嗽、咳痰反复发作，时轻时重，久治不愈。孩子为什么会患上这么顽固的疾病？一个很重要的原因就是大气污染。近年来，大气污染很严重，孩子们小小年纪却要在这样的环境中成长，娇嫩的肺怎么受得了！更令人痛心的是，一些家长还在孩子面前吸烟，不仅不顾自己的健康，还无视二手烟对孩子的毒害。长年吸二手烟的危害不亚于主动吸烟造成的危害。

污染伤肺

脾和肺是"母子"，养肺还要健脾

● 脾土肺金——母子相生，培土生金

从五行的关系上来讲，脾为土，肺为金，土生金。古人是这样理解五行的：金子是从土里挖出来的，所以金是土生出来的。而中医学认为，脾（土）消化食物，吸收营养后为肺（金）提供能量，即土（脾）生金（肺），又称脾肺相生。脾气虚会导致肺气不足，也就是所谓的"土不生金"，临床上用"培土生金"法治疗。例如，总爱感冒的人，体质、食欲都不好，这是因为后天摄入食物不足，无法化生营养去润养肺气，就会出现容易感冒、声音低弱的情况。反过来，肺气亏虚常常引起脾气不足，如气管不好的人，喘气都费劲，哪还有心思吃饭。秋天，我们常常用补脾的办法养肺，以达到少患感冒及肺病的目的。

● 同司水液代谢

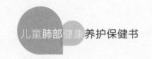

肺主宣发肃降，调节水液分布，维持水液的正常布散和排泄；脾主运化水液，维持水液的正常生成和输布。两脏既分工又合作，在维持水液代谢平衡方面发挥着重要作用。肺就像洒水车，将水洒向周围脏腑。食物经脾胃消化吸收后，其中的精微物质被运输、储存到脾，脾就将这些精微物质转输到肺。如果在这一过程中某个环节出了问题，疾病就出现了。

如果食物入胃后没有经过细致的消化，那么会出现水谷精微相对不足的状况；如果水谷精微运输到脾后，脾无法把它运输出去，也是很严重的问题。如果脾胃运化不利，营养物质存积，时间长了就会腐败变质，从而产生痰。

中医所说的痰与我们平时所说的痰是不同的。中医所说的痰主要指人体产生的黏稠废物。人体对这种痰是有预警机制的，可以通过肺排出体外，因此会出现咳嗽这一症状。如果肺气虚弱，此种功能不良就会演变为喘息、痰鸣等。如果脾气虚弱，人体营养运输功能出现问题，则会水液停聚而成为痰饮，可出现水肿、倦怠、腹胀、便溏等症。"脾为生痰之源，肺为储痰之器"，这好比脾胃是吸尘器的吸头，而肺是装垃圾的储存盒，用一次就要清洗一次，否则储存盒中的垃圾越来越多，以后就不好清理了，从而影响使用寿命。

在临床治疗上，肺病水肿常在宣肺利水的基础上适当配伍健脾渗湿药，如白术、茯苓等；而脾病水肿常在健脾渗湿的基础上适当配伍宣肺利水药，如麻黄、桑白皮等。这正是脾与肺之间的关系在临床上的应用。

风寒、风热、暑湿等侵犯肺，
孩子易感冒

感冒在中医中被称为伤风、伤寒、冒风等，是小儿时期常见的外感性疾病之一，临床上以发热恶寒、头痛、鼻塞、流涕、咳嗽、打喷嚏为特征。因感冒的病因较多、证型多样，而不同的证型又有不同的表现，因此在治疗上应辨证施治。

孩子容易患感冒，首先与他们机体的生理、解剖特点，免疫系统发育不成熟有关。孩子的鼻腔狭窄，黏膜柔嫩，黏膜腺分泌不足，较干燥，对外界环境的适应和抵抗能力较差，容易发生炎症。早产儿、有先天性缺陷或疾病的孩子，特别是患有先天免疫性疾病的孩子，护理稍有失误就可能引发感冒。

家长的喂养和护理方式直接关系着孩子的健康状况。由于孩子生长发育速度快，那些因缺少母乳而人工喂养的孩子，以及偏食、厌食的孩子，更容易出现营养不良或营养不均衡，可能会引起不同程度的缺铁、缺钙或维生素及蛋白质摄入不足。铁、锌和蛋白质等营养成分对免疫系统的各种球蛋白的合成以及促进免疫细胞成熟、分化均起着重要作用，影响孩子机体的抵抗能力；身体缺乏维生素A，可造成呼吸道上皮细胞纤毛减少、消失，腺体失去正常功能，溶菌酶和分泌的免疫抗体明显减少，屏障功能减退，会导致感染发生；钙摄入不足可致小儿佝偻病，导致抵抗力下降，易受病毒、细菌感染；低钙可导致呼吸道上皮细胞纤毛运动减弱，使呼吸道分泌物不易排出。

另外，很多家长习惯给孩子多穿衣物，认为穿得够多才不至于受凉。事实上，孩子新陈代谢速度很快，如果穿得过多，孩子体内的热量无法及时散发出去，容易出汗、长热疹，出汗后如果再遇到冷风，则很有可能感冒。

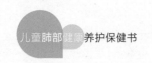

孩子容易感冒，与周围环境不良也有直接的关系。例如，有的家庭居室条件较差，阴暗潮湿；有的家庭室内温度过高或过低；有的家庭喜欢终日将门窗紧闭，空气不流通；有的家庭成员嗜好吸烟，烟尘污染严重；等等。环境不良、空气污浊对呼吸道的危害甚大，是诱发孩子感冒的重要原因。

孩子受外感，肺部先遭殃

病邪由外而内侵袭人体，即是外感。肺为华盖，通过口鼻直接与外界相通，因此温邪外侵，首先犯肺。肺不但易受邪侵，还不耐寒热，而且肺本清虚，不能容纳丝毫异物。故曰："肺为娇脏，寒热皆所不宜。"

孩子身体稚嫩，其肺比成人更为娇嫩。病邪侵犯孩子的身体，首先伤害的就是稚嫩的肺，导致其肺虚，进而出现感冒、咳嗽等一系列肺系常见病，甚至引发肺炎、哮喘。所以，当外来病邪侵犯孩子的时候，父母要保护好孩子的肺。

为什么冬春季节易发生感冒

感冒一年四季均可发生，尤以冬春季节较为常见。为什么冬春季节更容易发生感冒？这与天气和人的生活习惯有关。

冬春季节，气温低，空气干燥，人体容易受寒邪的侵袭。同时，由于冬春季节气温低，很多人都不愿意外出活动，长时间待在室内，空气质量差，呼吸系统容易感染细菌、病毒而出现炎症。另外，冬春季节，人进食多肥甘厚味，活动量又少，则容易生内热，一旦遇到寒邪，则会感冒。

感冒证型多，先辨清再施治

怕冷、流鼻涕、打喷嚏、鼻塞、发热、咳嗽、咽喉痛、乏力，是我们熟悉的感冒症状，如果就医，医生会先询问感冒的症状之后再给药治疗。细心的家长可能会发现，医生有时候会给开清热解毒的药物，有时候会给开解表散寒的药物。这是为什么呢？

感冒有不同的类型，不同的症状也各有特点。在临床上，中医将小儿感冒分为风寒感冒、风热感冒、暑湿感冒、体虚感冒和时行感冒。家长可以根据孩子的具体症状来辨别孩子属于哪种感冒，并采取相应的防治措施。

感冒常见类型及其表现

感冒类型	症状表现	症候分析
风寒感冒	恶寒，发热，无汗，头痛，鼻塞，流涕，打喷嚏，咳嗽，喉痒，舌偏淡，苔薄白，脉浮紧	风寒外束，卫表不和。肌表为寒邪所束，经气不得宣畅，故发热、无汗、恶寒、头痛；风邪犯肺，肺气失宣，故喉痒、打喷嚏、咳嗽；苔薄白、脉浮紧为风寒征象
风热感冒	发热重，恶风，有汗或无汗，头痛，鼻塞，流浓涕，打喷嚏，咳嗽，痰黄黏，咽红或肿，口干而渴，舌质红，苔薄白或黄，脉浮数	风热外袭，肺卫不利。感受风热或寒从热化，腠理开泄，发热重而有汗出；风热上乘，肺气失宣故咳嗽、流涕、痰黏、咽红或肿；热易伤津，故口干而渴；舌红苔薄黄、脉浮数为风热征象
暑湿感冒	发热，无汗，头痛，鼻塞，身重困倦，咳嗽不剧，胸闷泛恶，食欲不振，或有呕吐泄泻，舌质红，苔黄腻，脉数	暑邪夹湿，束表困脾。暑邪外袭，卫表失宣则见高热、无汗；湿遏肌表则身重困倦；暑湿困于中焦，故胸闷泛恶、食欲不振，或呕吐泄泻；舌红苔腻、脉数为暑湿之征象
体虚感冒	发热不高，反复发作，自汗，恶风，鼻塞，流清涕，肢软乏力，胃纳不香，或有咳嗽，舌淡嫩，苔薄白，脉细弱	体质弱，易反复。营虚卫弱，腠理不固，故自汗、恶风；邪少虚多，故发热不高、反复发作
时行感冒	全身症状较重，壮热嗜睡，汗出热不解，目赤咽红，肌肉酸痛，或有恶心呕吐，或见疹点散布，舌红苔黄，脉数	疫毒侵袭，火热燔炽。疫毒袭表，故壮热嗜睡，肌肉酸痛；上焦热炽，故目赤咽红；邪伏中焦故恶心呕吐；舌红苔黄、脉数均为热盛之象

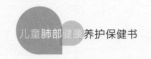

感冒的发展有四个阶段，不同阶段症状不同

中医认为，孩子感冒的发展主要分为四个阶段，即外寒、外寒里热、表里俱热、重返外寒。在不同的阶段，感冒症状有所不同，如果家长能仔细辨别，在感冒之初采取正确的护理方式，则可抑制感冒的发展。

第一阶段：外寒

"肺主皮毛"，寒邪一旦侵犯到肺，体表的肌肤会处于紧张抑制状态，人体马上会感觉到皮肤发冷、发紧、怕风，此时即使多穿衣服、多盖被子，怕冷的情况也不会有明显的缓解。当孩子出现这种症状时，则说明孩子外寒感冒进入了第一阶段。这一阶段有长有短，如果家长能在这个阶段帮孩子把寒邪祛除出去，那么孩子的感冒很快就能控制住。

第二阶段：外寒里热

当外寒侵入身体内部的时候，会出现寒热错杂、外寒里热的情况，再逐步发展成纯粹的里热。也就是说，如果在感冒的第一阶段没有控制住病情的发展，外寒就会深入身体内部，与体内的正气激烈战斗，表现出热证，而体表的外寒依然存在，形成一种"外寒里热"的状态，中医称之为"寒包火"。

刚感冒时是第一阶段，因为症状不明显，大家一般不会重视，所以我们通常见到的感冒大多已到了"外寒里热"这一阶段。

第三阶段：表里俱热

如果感冒在前两个阶段没有得到控制，那么外邪就会进一步深入，从而出现明显的热证。此时病情就进入了第三阶段，在此阶段孩子怕冷的症状有所缓解，身体会开始发热，总感觉只有喝些清凉的水才能解渴；咽喉会红肿、疼痛，尤其以咽部的症状比较明显；痰会变成黄色甚至绿色；咳嗽非常剧烈，甚至在咳嗽时伴有胸部疼痛的情况。

第四阶段：重返外寒

当孩子顺利度过表里俱热阶段，各种剧烈的反应也消失了，此时很多家长认为孩子已经痊愈，于是疏于护理。其实不然。外邪从体内被清除了出去，但它们可能又回到体表，重返外寒阶段，如果此时护理不当，则很可能导致感冒迁延难愈。这个阶段容易被家长忽略，因此家长千万不要掉以轻心。

孩子感冒期间的饮食原则

孩子感冒后，从起病到痊愈有一个过程。有的孩子可能因免疫力强或家长护理得当，在感冒发生初期，感冒的发展就已经被控制住了，病情表现较轻。护理这类孩子，家长只需为他们准备普通饮食即可。

● 饮食宜清淡，多吃易消化的食物

孩子感冒期间，胃口变差的同时，消化系统功能也有所减弱，患病期间的饮食应以清淡为主。家长可以给孩子准备一些易消化且营养丰富的食物或黄绿色蔬菜，如豆腐、鱼、鸡蛋、酸奶、胡萝卜等，有助于增强抵抗力。

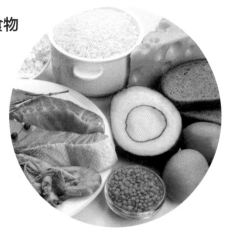

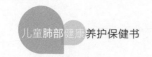

生病期间，人体一般更偏爱流食，因此可以根据孩子的身体状况和喜好选择食物。未开始添加辅食的小宝宝尽可能多喝奶；辅食添加阶段的宝宝除了增加奶量，还可以适当增加白开水和米粥等的摄入；大一些的孩子可以适当多喝些清淡的汤、粥等。

● 多吃新鲜水果、蔬菜

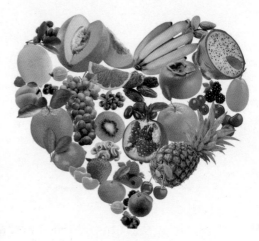

新鲜水果、蔬菜不仅富含多种维生素、矿物质，还含有较丰富的水分。孩子感冒期间适量补充维生素C，不仅可以增强身体抗病毒能力，还有助于增强免疫力；补充维生素A，则有助于呼吸道黏膜的修复，缓解感冒的不适症状。

● 感冒类型不同，食疗有异

风寒型感冒患儿宜选用发散风寒、辛温解表的食材或中药材，如葱白、紫苏、豆豉、荆芥、防风、杏仁等。

风热型感冒患儿宜选用清热利咽、辛凉解表的食材或中药材，如金银花、菊花、连翘、薄荷、牛蒡子。

暑热型感冒患儿宜选用解暑清热、化湿和中的食材或中药材，如香薷、金银花、连翘、藿香、厚朴等。

时行感冒患儿应选用具有抗炎、抗菌、抗病毒功效的食材或中药材，辅以清热、生津作用的食材或中药材，如金银花、连翘、荆芥、黄芩、板蓝根、薄荷等。

日常护理帮助孩子缓解感冒症状

让孩子多休息

孩子感冒期间要让其好好休息，减少消耗，才能增强机体抵抗力。充足的睡眠有利于下丘脑等神经内分泌器官的功能稳定，从而有助于提高机体的免疫机能，进而促进身体的恢复。

有家长认为，孩子感冒期间加强运动锻炼，促进身体的新陈代谢，有助于身体的恢复。但运动锻炼时一定要把握适度原则，不可使孩子的身体疲劳，这样才能达到增强体质的效果。

让孩子的后背暖起来

中医认为，人的后背属阳，"阳脉之海"的督脉从后背的正中通过，足太阳膀胱经从督脉的两侧通过。所以受寒邪侵犯的时候，如果能让孩子的后背暖起来，一身的阳气就会强盛，这样可以很好地抵御外寒。

家长可以使用热水袋暖背、电吹风暖背等方法，帮助孩子驱散外寒。

不能给孩子吃成人感冒药

孩子不是成人的简单"缩小版"，用药区别不只体现在用药剂量不同的层面上。同样的药物，用在孩子身上和成人身上有很大区别。孩子的肝、肾等脏器发育不完善，解毒排泄功能弱，如果使用成人药物则易导致药物在体内蓄积，引发不良反应，甚至中毒。而儿童专用感冒药的毒性相对较低，危险相对较小，建议家长为孩子选择儿童专用感冒药。如果孩子感冒过于频繁，应及时就诊。

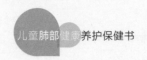
治疗感冒的中药不宜久煎

治疗感冒的中药称为解表药，分为辛温解表和辛凉解表两大类。解表药多为辛散轻扬药物，其有效成分多为挥发性物质，可随水蒸气挥发，而且煎煮时间越长，有效成分挥发得越多。因此，治疗感冒的中药在煎煮时加水要少，应武火急煎数沸，药气大出即可，煎煮时间不要过长，以免药性耗散、药效减弱。

给拒绝吃药的孩子熏鼻

中医认为，肺开窍于鼻。如果孩子受寒，做好鼻子的护理也可以起到发散和治疗感冒的作用。很多孩子不愿意吃药，家长可以在熬治疗感冒的中药时，等蒸气一出来，便让孩子保持一段安全距离去闻这个药气，借药气来调理身体。

取紫苏、白芷、荆芥各6克和葱白1段，放入锅中，加水，大火煮开后再煮两三分钟，待药香大出时关火。把药水倒入碗中，然后让孩子将鼻子贴近碗的上方，当熏蒸到微微出汗时即可停止。剩下的药汁可以兑入温水用来泡脚。

注意，此方法只适合寒邪尚未化热的阶段。如果出现鼻涕或痰变黄、咽喉肿痛、舌红、口干、高热等情况，则为热证，不适合用这种方法。

给鼻塞的孩子通鼻

鼻塞是孩子感冒的常见症状之一，会影响孩子的呼吸通畅，继而影响孩子睡眠。另外，对于婴幼儿来说，咽鼓管尚未发育成熟，鼻咽部细菌及分泌物容易通过此管进入中耳鼓室从而引起中耳炎。当孩子鼻塞或者鼻涕流不止时，家长应注意保持孩子的鼻腔畅通。

如果孩子鼻塞，可以将沸水倒入杯中，待水温降至60℃左右时，让孩子口鼻对着杯口，持续吸入蒸气。或在浴室里制造水蒸气，让孩子去浴室里待一会儿。

如果孩子鼻腔中的分泌物过多，父母就需要考虑将生理盐水滴鼻剂滴入孩子鼻腔中，以软化分泌物，并使用吸鼻器帮助吸除鼻腔中的黏液。

如果孩子的鼻塞症状过重，上述处理方法都无法缓解的话，家长就要考虑遵医嘱使用喷鼻药了。

远离感冒误区

感冒属于常见的病症之一，大人、孩子一年四季都可能患上。但是在现实生活中，对感冒往往存在一些不易察觉的误区，需要引起注意。下面罗列了4个常见的关于感冒的认识误区，一定要引起注意。

● 感冒只是小毛病

感冒虽然是小毛病，但也可能引起一些并发症，且感冒流行时，发病人数很多，所以不容忽视。如果不及时治疗，病毒感染向附近器官蔓延，则会引起其他疾病。较常见的是感染向鼻腔周围的鼻窦蔓延，这时患者会感到头痛和鼻塞加重，并且有黄色稠鼻涕，面部和鼻根部有时一压即感到疼痛，在感冒发生10天后仍有这些表现大概率是患了鼻窦炎。

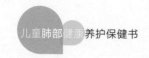

● 发汗有助于治疗感冒

中医认为，发汗适用于表证，"有一分恶寒便有一分表证"。寒使阳气闭塞于内，想恢复阳气，但是遇到阻力，便可通过发汗去除这些阻力，让阳气重新伸张。因此，如果感冒期间有怕冷的感觉，可以考虑用发汗来治疗。但如果发热时没有怕冷的感觉，是禁止发汗的，否则只会加重病情，使热势更高。

● 着凉致感冒

很多人在着凉后会感冒，但着凉并不是引起感冒的根本原因。基于大多数研究结果，很多现代病毒学教科书认为寒冷和感冒不存在因果关系。至于为什么感冒会表现出和季节有关，最常见的解释是，在低温环境下，人们更多地集中在室内，通风条件差，让病毒更容易传播。另外，冬天的空气湿度比夏天相对要低，而很多感冒病毒在低湿度的环境下能生存得更久。

● 感冒后早吃药早好

普通感冒有其自限性，通常7～12天自然会好，因此不需要专门治疗。如果服用针对普通感冒的药物，则只能缓解鼻塞、发热的症状。普通感冒的病原体几乎都是病毒，而且只有0.5%～2%的普通感冒可能继发细菌感染，所以如果患上普通感冒，在绝大多数情况下，对抗细菌的抗生素是派不上用场的。如果继发细菌感染，再遵医嘱服用抗生素也不迟，否则不仅对治疗感冒无益，还会额外增加抗生素不良反应的风险。

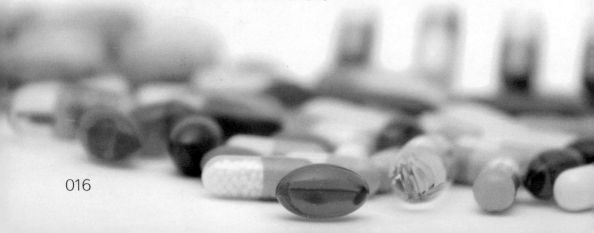

穴位按摩，为孩子减轻感冒症状

孩子感冒的时候，家长可以按摩以下穴位，来减轻孩子的感冒症状。

太阳穴：位于耳郭前面，前额两侧面，外眼角延长线上方处。

天门穴：位于两眉中间至前发际，呈一条直线。

迎香穴：位于鼻翼外缘的中点旁，鼻唇沟中。

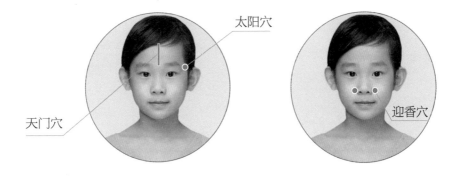

坎宫穴：自眉心起至眉梢呈一条直线。

天河水穴：位于前臂正中，自腕部至肘呈一条直线。

尺泽穴：位于肘横纹中，肱二头肌腱桡侧凹陷处。

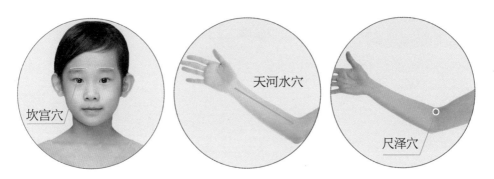

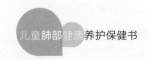

穴位按摩，为孩子减轻感冒症状

孩子感冒的时候，家长可以按摩以下穴位，来减轻孩子的感冒症状。

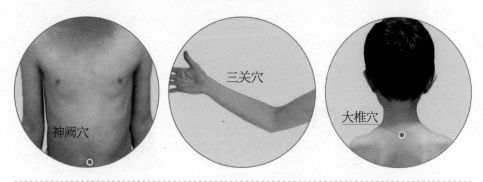

太阳穴：位于耳郭前面，前额两侧面，外眼角延长线上方处。

天门穴：位于两眉中间至前发际，呈一条直线。

迎香穴：位于鼻翼外缘的中点旁，鼻唇沟中。

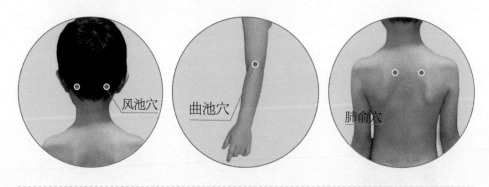

坎宫穴：自眉心起至眉梢呈一条直线。

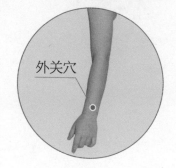

天河水穴：位于前臂正中，自腕部至肘呈一条直线。

尺泽穴：位于肘横纹中，肱二头肌腱桡侧凹陷处。

神阙穴：位于腹中部，脐中央。

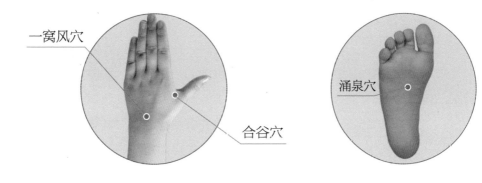

三关穴：位于前臂桡侧阳池穴至曲池穴，呈一条直线。

大椎穴：位于颈部后正中线上，第七颈椎棘突下。

风池穴：位于后颈部，胸锁乳突肌与斜方肌上端之间的凹陷处。

曲池穴：位于肘横纹头外端凹陷处，尺泽穴与肱骨外上髁连线的中点处。

肺俞穴：位于背部，第三胸椎棘突下，后正中线旁开1.5寸处。

外关穴：位于腕背横纹上2寸，尺骨与桡骨间隙的中点处。

一窝风穴：位于手背腕横纹正中凹陷处。

合谷穴：位于手背部，第一、第二掌骨间的凹陷处。

涌泉穴：位于足掌心前1/3与后2/3交界处的凹陷处。

按摩方法

患儿仰卧，家长用双手拇指交替推摩患儿天门穴1~2分钟。

家长用双手拇指从眉心推至眉梢，推摩患儿坎宫穴30~50次。

家长用拇指点揉患儿太阳穴1~2分钟，用同样的方法点按患儿迎香穴1~2分钟。

家长一只手握患儿手臂，另一只手食指和中指并拢，用指腹推摩患儿天河水穴1~2分钟，对侧用同样的方法操作。

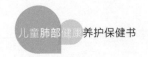

孩子发热病根在肺,

降肺火好得快

发热是孩子身上最常见,也是最容易出现的一种症状。简单地说,一旦孩子的体温超过37.5℃,就可以说是发热了。一些家长在发现孩子出现发热症状后,便马上给孩子退热降温,这种做法并不科学。因为发热不是病,而是一种症状,是伴随着外邪入侵而产生的。说得更简单一些,发热是孩子因患了某种疾病所表现出来的一种症状。对症下药,才能药到病除。当孩子出现发热症状时,如果只顾着给孩子降温,则只能治标而不能治本,有时不仅不能让孩子的温度退下来,反而会使孩子的病情加重。

多留意这四点,孩子发热早发现

发热不是疾病,而且适度发热在一定程度上还可提高孩子的免疫力,但家长不可掉以轻心,需根据实际情况找到引起发热的原因,才能保护好孩子的肺,以便孩子尽快痊愈,健康成长。

外部特征	面部潮红、嘴唇干,并表现出哭闹不安。
触摸	亲吻或者抚摸孩子的身体或额头时感觉有些发烫。
尿量、尿液	孩子在发热后,尿量会比平时要少,而且尿液颜色较深。
食欲不振	发热会影响孩子的食欲,通常在发热1~2小时后就会表现出来。

外感发热，以清热为原则

外感发热，古代常称之为"发热""寒热""壮热"等，是指六淫之邪或温热疫毒入侵人体，人体正气与之相搏，正邪交争于体内，引起脏腑气机紊乱、阴阳失调、阳气亢奋，或热、毒充斥于人体，发生阳气偏盛的病理性改变，使人体出现病理性体温升高，伴有以恶寒、面赤、烦躁等为主要临床表现的一类外感病症。

● 病因病机

外感发热的主要因素有两个：一是六淫；二是疫毒。

外感六淫是指由于天气反常，或人体调摄不慎，风、寒、暑、湿、燥、火乘虚侵袭人体而致的外感热病。六淫之中，以火、暑、湿为主要病邪，风、寒、燥邪虽亦能致外感发热，但它们常有一个化热的病理过程。六淫中可以单独致病，也可以两种及以上病邪兼夹致病，如风寒、风热、湿热、风湿热等。

疫毒又称戾气、异气，为一种特殊的病邪，致病力强，具有较强的季节性和传染性。疫疠之毒，其性猛烈，一旦感染疫毒，则起病急骤，传变迅速，卫表症状短暂，较快出现高热。

● 治疗原则

"热者寒之"，外感发热以清热为治疗原则，根据病邪性质、病变脏腑、影响气血津液的不同，又有清热解毒、清热利湿、通腑泻下、清泻脏腑、养阴益气等治法，以达到清除邪热、调和脏腑之目的。

清热解毒——这是治疗外感发热的主要方法，可应用于外感发热的各个阶段，通常选用具有解毒作用的清热药物。

清热利湿——选用苦寒清热药与清利小便药等配伍，以达到湿去热清的目的，常用于湿热病邪引起的脾胃、肝胆、肠道、膀胱等处的外感发热病。

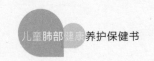

通腑泻下——采用泻下与清热相结合的一种方法，适用于热积胃肠、阳明腑实证。

清泻脏腑——利用药物的归经，选用对相应脏腑有清热作用的方剂。

养阴益气——因本法不能直接祛外邪、除实热，因此常与清热解毒、清营凉血等其他清热法配合应用于外感发热，以达到扶正祛邪的目的。主要适用于热病中有阴伤气耗者，外感热病后期应用较多，在热势炽盛时亦有配伍应用者，如白虎加人参汤、增液承气汤即是其例。

内伤发热，宜调气血阴阳

内伤发热是与外感发热相对应的一类发热，是以内伤为病因，脏腑功能失调、气血水湿郁遏或气血阴阳亏虚为基本病机，发热为主要临床表现的病症。一般起病较缓，病程较长。临床上多表现为低热，但有时也表现为高热。

● 病因病机

内伤发热可见于多种疾病中，临床比较多见。内伤发热的病机比较复杂，可由一种或多种病因同时引起发热。常见的病因有以下七种。

肝经郁热——情志抑郁，肝气不能条达，气郁化火而发热；或因恼怒过度，肝火内盛，以致发热。

瘀血阻滞——情志、劳倦、外伤等导致气血运行不畅，因而引起发热，此为瘀血发热的主要病机。此外，瘀血发热也与血虚失养有关。

内湿停聚——饮食失调、忧思气结等使脾胃受损、运化失职，以致湿邪内生郁而化热，进而引起内伤发热。

中气不足——劳倦过度，饮食失调，或久病失于调理，以致中气不足，阴火内生而引起发热。

血虚失养——久病心肝血虚，或脾虚不能生血，或长期慢性失血，以致血虚，失于濡养。血本属阴，阴血不足无以敛阳而引起发热。

阴精亏虚——素体阴虚，或热病日久，耗伤阴液，或误用、过量用温燥药物等，导致阴精亏虚，阴衰则阳盛，水不制火，阳气偏盛而引起发热。

阳气虚衰——寒证日久，或久病气虚，气损及阳，或脾肾阳气亏虚，以致火不归原、盛阳外浮而引起发热。

上述七种内伤发热大体可归纳为虚、实两类。由肝经郁热、瘀血阻滞及内湿停聚所致者属实，其基本病机为气、血、水等郁结壅遏化热而引起发热；由中气不足、血虚失养、阴精亏虚及阳气虚衰所致者属虚，因气属阳的范畴，血属阴的范畴，此类发热均由阴阳失衡所导致。

● 治疗原则

实火宜清，虚火宜补，并应根据症候、病机的不同而分别采用有针对性的治法。在调理过程中，切不可一见发热便用发散解表及苦寒泻火之剂。内伤发热，发散易耗气伤阴，苦寒则易伤败脾胃及化燥伤阴，而使病情缠绵或加重。

一般而言，属实者宜以解郁、活血、除湿为主，适当配伍清热药物；属虚者则应益气、养血、滋阴、温阳，除阴虚发热可适当配伍清退虚热的药物外，其余均应以补为主；属虚实夹杂者，则宜兼顾之。正如《景岳全书·火证》所说："实火宜泻，虚火宜补，固其法也。然虚中有实者，治宜以补为主，而不得不兼乎清……若实中有虚者，治宜以清为主而酌兼乎补。"

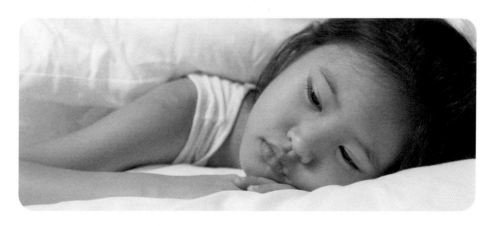

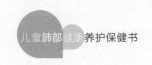

孩子发热多与肺有关

孩子出现发热症状，多与呼吸道感染性疾病有关，这类疾病绝大多数属于肺系病。因此，当孩子出现发热症状时，家长首先要做的并不是退热，而是要确定孩子感染的是哪种疾病，再根据具体疾病进行治疗。

- 孩子发热时如果出现咽部充血、扁桃体肿大的体征，则可能是上呼吸道感染、急性扁桃体炎。

- 如果孩子的皮肤出现皮疹，可能是常见的出疹性传染病，如幼儿急疹、麻疹、风疹等。

- 如果孩子出现疱疹，可能是水痘、手足口病等。

- 如果孩子的皮肤有瘀斑，可能是流行性脑脊髓膜炎或血液系统疾病。

- 如果孩子出现浅表淋巴结肿大，可能是传染性单核细胞增多症、皮肤黏膜淋巴结综合征、白血病和恶性淋巴瘤。

- 如果孩子的口腔黏膜有斑点，可能是麻疹。

- 如果孩子的肺部有痰鸣音或水泡音，可能是急性支气管炎或支气管肺炎。

- 如果孩子的肺部有哮鸣音，可能是喘息性支气管炎或支气管哮喘。

- 如果孩子的腹部有明显的压痛或其他体征，可能是急腹症，如急性阑尾炎、肠梗阻等。

脾虚积食也会引起发热

儿童发热除外感发热外，还有内伤发热。脾虚积食就是引起孩子内伤发热最为常见的原因之一，这种发热是因为孩子吃得太多了，超过了脾胃的运化能力，致使脾胃的运化功能失常，饮食羁留在肠胃中，积郁而化热所致。相对于外感发热来说，家长要想辨别孩子是不是内伤发热很简单，只要看看孩子是不是有以下症状就可以了。

- 总觉得肚子胀胀的。
- 口臭。
- 胃口不好，不想吃东西。
- 大便不调，容易拉肚子或便秘。
- 睡眠不好，晚上睡不踏实。

体温 38.5℃ 以下，先物理降温

发热是人体的自我保护机制之一，对于大多数3个月以上的孩子而言，发热本身并不可怕，只要认真做好护理即可。作为家长，需要做的是定时测量孩子体温，并详细记录，同时细心观察孩子的身体反应，做好退热护理。如果孩子的腋下温度在38.5℃以下，精神状态良好，进食、活动也没有受到很大的影响，就没有必要使用药物退烧，可以先为孩子物理降温，温水擦浴、温湿敷是常用的物理降温方法，家长可以参考选用。

温水擦浴　温水擦浴是利用温水接触皮肤，通过蒸发、传导作用增加机体散热，从而达到降温目的的一种物理退热方法。在给孩子擦浴前，家长可先将室温调至26℃，准备一盆32~34℃的温水；将冰袋置于孩子头部，以防擦浴时表皮血管收缩、头部充血；将热水袋置于足底，避免患儿寒战及不适。

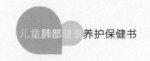

做好上述准备工作后，解开孩子的衣服，将小毛巾浸湿后拧至半干，缠于手上，以离心方向分别拍拭孩子的上肢、下肢、背部。每侧肢体或背部擦浴时间约为3分钟，全程不超过20分钟。在擦浴过程中，禁止擦胸前区、腹部、后颈、足心。拍拭后，用浴巾擦干孩子皮肤，撤去热水袋，协助孩子取舒适体位。半个小时后，为孩子复测体温，若体温降至38℃以下，则取下头部冰袋。

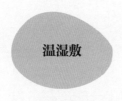

温湿敷

温湿敷指的是用温热毛巾敷于额头等部位，可致皮肤血管扩张，利于体内热量散出的一种物理退热方法。具体操作为：准备好30℃左右的温水，将毛巾打湿，拧至半干后叠好，放在孩子的额头上。隔10～15分钟换一次毛巾。

不要给孩子用酒精擦浴，因为酒精在挥发过程中会带走皮肤表面的热量，使皮肤收缩而出现寒战反应，更不利于体内热量散发。而且孩子的皮肤很娇嫩，而酒精刺激可能造成皮肤过敏，甚至引发酒精中毒。

体温 38.5℃以上，需用退烧药或就医

如果经过物理降温后，孩子的体温仍然不能降下来，则需要使用退烧药。常用的儿童退烧药有美林，具体用量应在医师的指导下确定，家长切不可自行用药。

退烧药的起效需要一个过程，一般在半小时到2小时之间。服药后要注意观察孩子的体温和表现，不要急着加药或换药，以免引起药物过量。很多家长为了给孩子快速降温，还会同时服用其他退烧药，这样做容易造成退烧药

蓄积，损伤肝肾。

当孩子的体温降到38.5℃以下时，机体的免疫保护机制得到恢复，可通过物理降温措施调节。此时可以停药，以减少药物对孩子身体的损害。

如果用药3次后仍无效，应及时就医。如果不能明确引起孩子发热的原因，也应及时就医，以免延误治疗时机。

孩子反复发热，家长应该这样做

提及发热，很多家长首先想到的是感冒，因此很多时候都会将病症当作感冒来处理。事实上，除了感冒外，还有很多疾病会导致孩子发热，如果处理不当，则易致孩子病情反复。

如果孩子反复发热，父母应综合孩子的其他症状表现，在专业医生的指导下，找出孩子发热的根本原因，再对症调理。例如，如果孩子是因为积食引起的发热，则应该先消食去积，孩子的发热症状也会随之消失。

孩子低热时，清天河水有助于降体温

清天河水是中医传统的推拿按摩手法，《幼科推拿秘书·推拿手法》中就有记载，认为其可"用治诸热惊风，心经热盛，口渴咽干等一切热证"。

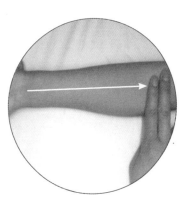

精准取穴：天河水穴在手前臂内侧，自腕横纹至肘横纹之间呈一条直线。

操作方法：用食指、中指指腹自腕向肘直推天河水穴100～300次。

适用症状：主治外感发热、内伤发热、支气管哮喘等病症。

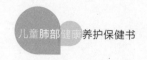
运内八卦，积食发热轻松除

以手心为圆心，以圆心至中指指根距离
的2/3处为半径的圆周为内八卦。内八卦是一
个圆形的穴位，在这一圆周之中，包含八卦的
8个方位。在古代，这8个方位的作用各有不
同，不过现在一般是顺时针或逆时针转圈按
摩，不再讲究每个位点的具体作用。按摩内八
卦的理气作用非常强，有利于发挥肺的呼吸功

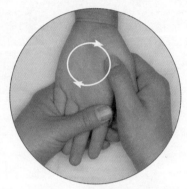

能，平时给孩子按摩内八卦，可以化痰，对轻微的咳嗽、气喘都有好处，对
很多孩子都存在的脾胃不和也有调理作用。

按摩内八卦一般用运法，顺时针按摩称顺运内八卦，逆时针按摩称逆运
内八卦。平时保健按摩时，顺运、逆运各1分钟。如果孩子有轻微咳嗽、咳
痰、气喘、腹胀等症状，则以顺运为主。

发热期间不宜捂，以防高热惊厥

孩子的心脏力量较弱，每次心脏搏动到达手脚末端的血液量较成人少，
平日会出现手脚偏凉于身体的现象。发热时，身体会动用更多的血液到体内
的重要脏器，导致手脚越发偏凉。如果盲目使用捂汗的方式给孩子发汗降
温，反而会使孩子的体温短时间内急剧上升，甚至可能引起高热惊厥、脱水
等。因此，家长在孩子发热时，最好不要"捂"，相反，应给孩子换上轻
薄、透气、宽松的衣服，以帮助散热。

孩子高热惊厥的急救方法

孩子高热惊厥多见于热天，是幼儿常见疾病之一，多发生于急骤高热开

始后12小时之内，发作时间短暂，在一次发热性疾病中很少连续发作多次，发作后意识很快恢复。高热惊厥对孩子的伤害很大，家长如果能掌握一些关于高热惊厥的紧急处理措施，将大有帮助。

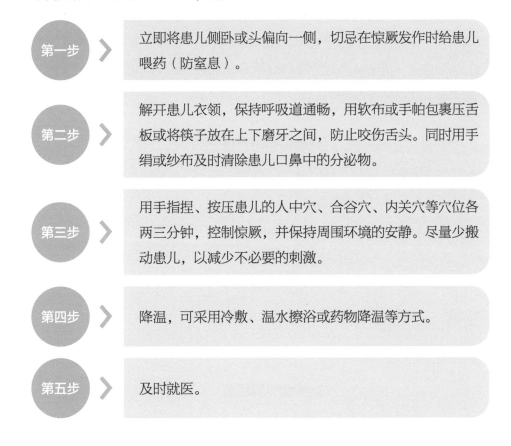

第一步 › 立即将患儿侧卧或头偏向一侧，切忌在惊厥发作时给患儿喂药（防窒息）。

第二步 › 解开患儿衣领，保持呼吸道通畅，用软布或手帕包裹压舌板或将筷子放在上下磨牙之间，防止咬伤舌头。同时用手绢或纱布及时清除患儿口鼻中的分泌物。

第三步 › 用手指捏、按压患儿的人中穴、合谷穴、内关穴等穴位各两三分钟，控制惊厥，并保持周围环境的安静。尽量少搬动患儿，以减少不必要的刺激。

第四步 › 降温，可采用冷敷、温水擦浴或药物降温等方式。

第五步 › 及时就医。

需要注意的是，即使经过前四步的护理后，患儿惊厥已经停止，也要到医院进一步查明惊厥的真正原因。由于高热惊厥常见于体质较差的小儿，在此提醒，平日要加强孩子体质锻炼，增强机体免疫力，同时注意及时增减衣服，预防上呼吸道感染。

孩子发热期间饮食宜忌

孩子发热期间，饮食以流质为主，如奶类、米糊、少油的荤汤等。当孩子体温下降、食欲好转时，可改为半流质食物，如蛋花粥、肉末菜粥、面条或软饭，并配一些易消化的菜肴，如清蒸鱼等。饮食以清淡、易消化为原则，少量多餐。孩子发热期间最好给孩子喝大量的温开水或者清凉的饮料，以帮助孩子减轻发热的症状。

这些食物可喂食

- 流质或半流质食物。如牛奶、豆浆、粥、汤、汤面等，可每隔 2~3 小时给孩子喂食。

- 富含维生素并有利于降热的蔬菜、水果。如白菜、西红柿、萝卜、绿豆、茄子、黄瓜、冬瓜、藕等。

- 有利于治疗发热的食物。如乌鸡肉、甲鱼、燕窝、鲤鱼、鳝鱼等，这些食物可以通过适当的烹饪方法做给孩子吃。

这些食物要忌食

- 海鲜和过咸或油腻的菜肴。这类食物可能会引起过敏或刺激呼吸道，加重孩子的症状。

- 高蛋白的食物，如鸡蛋等。许多家长都觉得鸡蛋是补品，富有营养，孩子生病了，应多补充此类营养。但是孩子发热的时候是不适宜吃鸡蛋的，因为鸡蛋的蛋白质含量很高，发热的孩子吃了鸡蛋，机体内的热量会大大增加，这样反而不利于孩子散热。

发热期间做好日常护理

● 注意水分的补充

孩子发热时，由于体温偏高，再加上出汗增多，体内往往会流失很多水分。多喝水可以有效补充体内流失的水分，其生成的尿液和汗液也可以带走大量的热，帮助孩子降温。

给孩子喂水应注意少量多次，经常性地让孩子喝一定量的水，而不是一次性让孩子多喝水。孩子的饮水应以白开水为主，建议家长根据孩子的体重进行补水。一般来说，饮水量只要不超过体重的15％就可以了。

● 不要强迫孩子进食

家长往往认为发烧消耗营养，所以即使孩子胃口不好，也会想方设法让孩子进食，甚至拼命让孩子吃高营养食物。其实这种做法只会适得其反，不仅不能促进孩子的食欲，而且还会影响孩子的心情，甚至引起呕吐、腹泻等，使病情加重。

● 发热过后需补充优质蛋白质

孩子发热期间，不宜给孩子进食高蛋白的食物，以免加重孩子身体负担，增加内热。当孩子发热期过去后，家长则需要酌情给孩子适量补充优质蛋白质，以补充孩子身体能量的消耗，例如，让孩子吃一些清淡稀软的食物，如鱼汤、瘦肉汤、蛋羹、牛奶粥等。

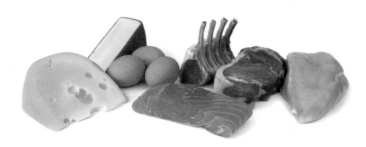

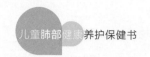
肺气不足的**孩子常咳嗽**

咳嗽是一种防御性反射活动，可以阻止异物吸入，防止支气管分泌物的积聚，清除分泌物，避免呼吸道继发性感染。任何病因引起的呼吸道急、慢性炎症均可引起孩子咳嗽，如急性上呼吸道感染、鼻炎、鼻窦炎、哮喘、异物吸入等，应辨明病因，对症治疗。对于有痰的孩子，不能使用止咳药，可给予化痰止咳的药物和食物，并观察孩子能否顺利排痰。在此期间应注意室内卫生，保持温度、湿度适宜，防止烟尘及特殊气味刺激，外出应戴口罩，饮食宜清淡，忌食辛辣刺激性的食物。

咳嗽其实是一种防御机制，不要孩子一咳嗽家长就马上想着止咳

当呼吸道受到病原体侵袭或吸入异物、分泌物时，为了排除这些刺激，机体会自发地出现咳嗽的症状。呼吸系统表面的黏膜上布满分泌腺和细小绒毛，当呼吸道黏膜受到刺激时，分泌腺会相应增加分泌物，连带着呼吸道黏膜上的绒毛加速摆动，从而使分泌物排出肺部。在绒毛摆动的过程中，呼吸加速，气流快速喷出，咳嗽就产生了。

由此可见，咳嗽是人体的一种防御机制，具有消除呼吸道刺激因子、抵御感染的作用。如果强行压制咳嗽，气管内的异物排不出来，反而会诱发更

严重的疾病。所以当孩子咳嗽时，家长不要惊慌，如果只是偶尔咳嗽、无异常情况，则不需要做特别处理。

孩子咳嗽的病因有多种，病位主要在肺

中医认为，凡因感受外邪或脏腑功能失调，影响肺的正常宣肃功能，造成肺气上逆作咳、咯吐痰涎的病症，即称"咳嗽"。

引起咳嗽的原因很多，但病位都在肺。《黄帝内经》中说"五气所病，心为噫，肺为咳，肝为语，脾为吞……"，意思是说五脏之气失调后所发生的病变，心气失调则嗳气，肺气失调则咳嗽，肝气失调则多言，脾气失调则吞酸……这说明咳嗽是肺病的主要表现。明代张介宾在《景岳全书》中又将咳嗽分为外感和内伤两类，外邪犯肺或者痰湿壅肺都会导致咳嗽。

儿童身体稚嫩，抵抗力差，容易被外邪侵犯，而肺尤其娇嫩，特别容易被外邪所伤，所以小儿咳嗽初起多为外感咳嗽。风寒、风热之邪从口鼻侵入肺，肺失宣降，肺气上逆，就会引发咳嗽。有些孩子平时体质较差，肺气虚弱，就会更容易咳嗽，咳嗽得也更厉害。

因为外邪有寒、热之分，所以咳嗽也可分为寒咳和热咳，但寒咳、热咳之间可以相互转化。孩子外感风寒感冒出现咳嗽时，为寒咳，但孩子是纯阳之体，寒咳只是暂时的，很快会化热入里，痰热蕴肺，变成经久不愈的热咳。

长时间慢性咳嗽不只是外感咳嗽，多为内伤因素所致。那种感冒之后经久不愈的咳嗽，多是肺阴虚所致。

孩子咳嗽的四个阶段

咳嗽的主病位在肺，主要是由病邪侵犯于肺而引起的。外界六大病邪——风、寒、暑、湿、燥、火，都会引起咳嗽，其中以风为首，风邪常

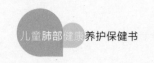

常裹挟其他外邪侵袭人体，所以外感咳嗽常以风为先导，或挟寒，或挟热，或挟燥，其中又以风邪挟寒者居多，故《景岳全书》中说："外感之嗽，必因风寒。"

寒邪侵入人体后，根据影响的部位和程度不同，一般分为四个阶段，每个阶段孩子身体的表现和特点各有差别。

● 咳嗽第一阶段：刚感冒就咳嗽

这种咳嗽跟感冒几乎同时出现，孩子的鼻涕如水一样清，痰是白色的。手脚冰凉，身体怕冷，有些大点儿的孩子会觉得一吹风就头痛，后背膀胱经循行的路线附近和脖子的后半部也会痛。

● 咳嗽第二阶段：外寒里热之咳嗽

外寒入侵之后，如果没控制住，寒邪就会向体内入侵，与正气相争，逐渐化热。此时体表仍有外寒，但体内开始出现热象，这就是外寒里热。孩子会出现黄鼻涕，并变得黏稠。痰开始变黄，虽然有时是清黄交替，但大多数是黄色的。此时，孩子咳嗽的发声部位较深，会听到喉咙或者气管里有痰的声音；孩子嗓子发痒，严重者出现咽喉肿痛；经常感觉口渴，想喝水，还有的孩子会发烧。

● 咳嗽第三阶段：表里俱热之咳嗽

当外邪完全进入体内时，则会出现一些热证，如发高烧，鼻涕是黄色的，咳出来的痰也是黄色的，有时甚至是黄绿色。此时咳嗽声音明显变深，感觉是从胸腔里面发出来的，而且很像气泡破裂一般的"嘶嘶"声。

● 咳嗽第四阶段：痊愈之际的咳嗽

一般来说，孩子的身体在经过了与外邪的前三阶段交战以后，咳嗽会进入重回外寒的第四阶段。但是在这个阶段，有的孩子会表现出寒咳，有的孩子则表现出热咳。

如果孩子这个时候咳嗽已经没有痰，或者痰变回白色，鼻涕也变清白了，说话时鼻音还有点儿重，稍微有点儿鼻塞，偶尔咳嗽几声，则属于寒咳。

如果孩子这个时候咳嗽几乎没有痰，或者痰很少，但很黏稠，往往是干咳，舌红，大便干，手脚容易发热，尿容易黄，则属于热咳。

咳嗽治疗需对症

咳嗽的病因主要是感受外邪，而在外邪中又以风寒、风热最为突出。因此，治疗咳嗽首先要辨明寒热，再对症调养。

● 风寒咳嗽

咳嗽频作，多在下午、晚上偏重；咽痒声重；痰白清稀；鼻塞流涕；恶寒少汗，或有发热头痛；全身酸痛；舌苔薄白；脉浮紧；指纹浮红。

治疗应以辛温散寒、止咳化痰为主，可选用金沸草、前胡、荆芥、细辛、半夏、茯苓等中药材。

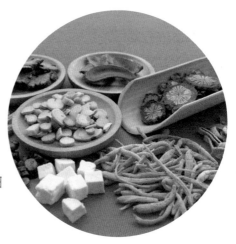

● 风热咳嗽

咳嗽不爽，多在早晨、中午偏重；痰黄黏稠，不易咳出；口渴咽痛；鼻流浊涕；伴有发热头痛、恶风；微汗出；舌质红，苔薄黄；脉浮数，指纹红紫。

治疗宜坚持疏风清热、宣肺化痰的原则，可选用桑叶、菊花、薄荷、连翘、杏仁、芦根等中药材。

孩子脾虚也会咳嗽，健脾补肺能根治

《黄帝内经》中说"五脏六腑皆令人咳，非独肺也"，意思就是不单

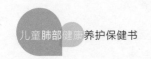

是外邪直接犯肺会引起咳嗽，其他脏腑疾病也会影响肺，造成咳嗽。例如，饮食不当，脾失健运，水湿内停，痰浊内生，也会导致咳嗽，同时有痰；再如，肝火亢盛，木火刑金，伤于肺，也会导致咳嗽。

对于孩子来说，脾失健运引起的咳嗽最为常见。明代医家李中梓在《医宗必读》中称"脾为生痰之源，肺为贮痰之器"，说的就是这回事。孩子脾常不足，如果乳食积滞，水湿内停，就会酿湿成痰，而痰浊上渍于肺，必然会导致咳嗽。

陈复正在《幼幼集成》中总结："因痰而嗽者，痰为主，主治在脾；因咳而动痰者，咳为重，主治在肺。"

临床上，食积咳嗽也占了很大的比例。一般来说，这种孩子都先有积食的表现，如厌食、腹胀、口臭、便秘等，然后出现咳嗽，进食后或者黎明时咳嗽得最厉害。关于为什么黎明时咳嗽得最厉害，《丹溪治法心要》中有解释："五更嗽多者，此胃中有食积，至此时流入肺经。"

对于这种有痰的食积咳嗽，单纯地镇咳反而会加重病情，而仅仅宣肺化痰也往往收效不大，反而是吃些健脾消积的药，把积滞消了，咳嗽也就好了。

有些咳嗽是家长可以尝试自己解决的

- 暂时性的、轻微的咳嗽，而且很快就好了。
- 孩子虽然咳嗽、发烧、流鼻涕，但精神尚好。
- 孩子咳嗽、痰多、轻微喘，但不发烧，精神好，食欲和睡眠几乎没有受到影响。
- 紧张或运动后的轻微咳嗽。
- 突然外出，吸入冷空气或灰尘、烟雾等引发的咳嗽。

出现这些情况，应及时将孩子送医

- 持续咳嗽 1 周以上。

- 频繁咳嗽，食欲受到影响。

- 夜间咳嗽，难以入睡。

- 声音嘶哑，脾气变得暴躁。

- 持续发烧，特别是小于 3 个月的孩子。

- 小于 3 个月的孩子持续咳嗽几个小时。

- 喉咙好像被什么东西堵住一样，剧烈咳嗽。

- 呼吸比平时急促很多，甚至出现呼吸困难的情况。

- 嘴唇、脸色或舌头变为暗紫色。

- 由于剧烈咳嗽而呕吐，不能吃、不能喝。

- 咳嗽后喘得厉害。

- 咳嗽出血。

家长要学会判断孩子是外感咳嗽还是内伤咳嗽

咳嗽分为外感咳嗽和内伤咳嗽两大类。

- 外感咳嗽就是外感风邪所致的咳嗽，病位在肺，与感冒类似，
  也分为风寒咳嗽和风热咳嗽等。外感咳嗽一般发病比较急，
  病程比较短，常伴有发热、流涕等症状。感冒导致的咳嗽就
  是典型的外感咳嗽。

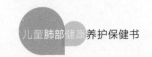

> 内伤咳嗽一般发病比较缓慢，病程比较长，除了肺以外，其他脏腑往往也有功能失调的表现，却很少有发热、流涕等症状或症状不明显。小儿积食导致的咳嗽就是典型的内伤咳嗽。

孩子夜间咳嗽，可垫高背部

如果孩子夜间咳嗽严重，可在孩子入睡时，将其上半身垫高，咳嗽的症状会有所缓解。因为当孩子平躺时，鼻腔内的分泌物很容易流到喉咙下面，引起咽喉瘙痒，使得孩子夜间咳嗽加重，将孩子上半身抬起后可减少分泌物向后引流。

家长可以用枕头或毛毯做成一个倾斜度为20°～30°的平面，将孩子的头部、颈部、背部从高到低同时垫高，形成一个从头到背的斜坡。如果孩子有痰，宜侧卧，并经常改变卧姿。

将孩子的上半身垫高后还要经常帮其调换睡姿，最好左右侧轮换着睡，有利于呼吸道分泌物的排出。给咳嗽的孩子喂奶后不要马上让其躺下睡觉，以防止咳嗽引起吐奶和误吸。如果出现误吸和呛咳，应立即取头低脚高位，轻拍背部，鼓励孩子咳嗽，通过咳嗽将吸入物咳出。

孩子咳嗽有痰，先排痰

当孩子咳嗽有痰的时候，这些痰很黏，里面有很多蛋白质的成分，如果没有排出来，细菌进去后，就会附着在痰液上，痰液就成了很好的培养基，细菌会快速繁殖，导致二重感染。如果孩子每次都要靠咳嗽来排痰的话，咳嗽会刺激黏膜产生新的分泌物，有了分泌物，孩子又要咳嗽，这就会导致"明明咳嗽也不重，但就是很难好，一咳就咳上好几个星期"的情况。因此，如果孩子咳嗽有痰，首先应该排痰，家长可以选择有祛痰功效的药物，让黏附在支气管黏膜上的痰液得到稀释，并借助咳嗽将痰液咳出，达到减轻咳嗽的效果。

稀释痰液　增加呼吸道的水分，可以使黏稠的痰液变稀。家长可以将沸水倒入杯中，待水温降至60℃左右，让孩子将口鼻对准杯口，吸入蒸汽。

拍痰　孩子咳嗽时，由于力度不够，很难将呼吸道内的痰液咳出。父母可采用正确的姿势和手法给孩子拍痰，通过重力和振动，使积在气管壁上的痰松脱，加上体位引流，使痰液更容易咳出。

让孩子趴在家长的腿上（必要时可以在腹部下面垫上枕头作为支托），呈头低臀高的姿势，15°~20°的倾斜，并将头侧向一边，家长用一只手托住孩子颈胸部；或是让孩子趴在床上，可以在腹部下面垫上枕头作为支托，呈头低臀高的姿势，并将头侧向一边。家长另一只手手指自然并拢，手掌弓成杯状，掌面向下，用空掌轻拍孩子的背部。叩拍的方向是由下往上，由两侧往中间。如果一拍到某一部位时孩子就咳嗽，说明孩子的痰液就积在此处，应重点拍。

热水袋敷背，能有效止咳

如果是寒邪引起的咳嗽，可用热水袋敷背，热气会通过背部传送到呼吸道、气管、肺等部位。这些部位受热后血管扩张，血液循环加速，便可增强驱走寒气的能力，加速代谢循环，对缓解和治疗咳嗽有一定帮助。但如果是肺热引起的咳嗽，肺部本来就聚集热气，再用热敷就会加重病情。因此，在

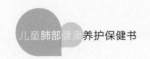
热敷时，一定要先确定引起咳嗽的具体原因。

用热水袋给孩子敷背时，水温保持在40℃左右为宜。敷背时，最好先用一块毛巾包住热水袋，然后轻敷于后背。每次敷背时间控制在30分钟左右，也可根据孩子的病情轻重，适当延长或缩短热敷时间。需要注意的是，不要总是固定在一个地方热敷，可前后左右来回移动热水袋，这样传热的范围更广。

不可忽视的过敏性咳嗽

我们把超过1个月的反复咳嗽称为慢性咳嗽。儿童慢性咳嗽的专业定义是：咳嗽为主要或唯一的临床表现，病程超过4周，胸部X光片未见明显异常。其中，咳嗽变异性哮喘是引起我国儿童，尤其是学龄前和学龄期儿童慢性咳嗽的最常见原因。过敏也是引起久咳不止的原因之一，因为孩子对外界环境中的物质敏感性比较高，容易在接触油烟、烟雾、冷空气以后出现咳嗽。

过敏性咳嗽也称为变应性咳嗽，是指临床上某些慢性咳嗽患儿具有特异性体质，用抗组胺药物、糖皮质激素治疗有效，但是又不属于支气管哮喘、咳嗽变异性哮喘或非哮喘性嗜酸粒细胞性支气管炎等。

过敏性咳嗽的临床特征与诊断线索

- 持续咳嗽超过 4 周，呈刺激性干咳。

- 肺通气功能正常，支气管激发试验阴性。

- 咳嗽感受器敏感性增高。

- 有其他过敏性疾病病史，过敏原皮试阳性，血清总 IgE、特异性 IgE 升高。

- 除其他原因引起的慢性咳嗽，主张使用抗组胺药物、糖皮质激素治疗。

需要特别强调的是，反反复复的慢性咳嗽最直接的危害就是肺功能损伤，并且大量研究显示，儿童期如果出现明显的肺功能损伤，到了成人期，慢性阻塞性肺疾病的发病年龄会明显提前，程度也会明显加重。因此，对慢性咳嗽原发病的规范治疗就显得尤为重要，应及早干预。

久咳不止，可逆运内八卦、掐揉四横纹

逆运内八卦：以手掌掌心为圆心，从圆心至中指指根横纹约2/3处为半径所作的圆周为内八卦，以拇指指腹逆时针运1~2分钟。

揉掌小横纹：在手掌，小指根与掌横纹间的细小纹路为掌小横纹，以拇指指腹揉2~3分钟。

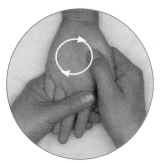

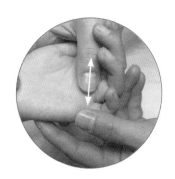

揉小天心：小天心穴位于大鱼际、小鱼际交界的凹陷处，以拇指指腹揉1分钟。

分阴阳：以双手拇指指腹从孩子掌横纹中点向两旁分推1~2分钟。

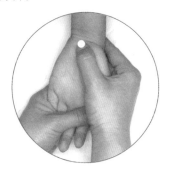

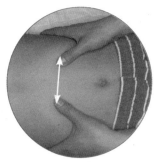

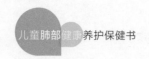
饮食六忌，有效防治孩子咳嗽

在对待孩子咳嗽的问题上，不少家长会犯难，给孩子吃药担心会有副作用，但如果不给孩子吃药，看着孩子咳嗽又很着急。如果家长在孩子咳嗽期间注意饮食宜忌，或许能够收到事半功倍的效果。

忌寒凉食物

中医认为"形寒饮冷则伤肺"，就是说身体一旦受了寒，或饮入寒凉之品，均可伤及肺。而咳嗽多因肺部疾患引发的肺气不宣、肺气上逆所致，如果咳嗽期间饮食过凉，就容易造成肺气闭塞，经久不愈。

同时，孩子咳嗽多伴有痰，痰的多少跟脾有关。脾是后天之本，主管人体的饮食消化与吸收，如进食寒凉食物过多，就会伤及脾胃，造成脾功能下降，聚湿生痰。

因此，孩子咳嗽期间不宜吃性质寒凉的食物或冷饮、冷冻食物。

忌油腻食物

孩子咳嗽时胃肠功能比较弱，食用油腻食物会加重胃肠负担，且助湿助热，滋生痰液，使咳嗽难以痊愈。油炸食物、油脂含量高的食物都不宜食用。

忌甜酸食物

酸食常敛痰，使痰不易咳出，以致病情加重，使咳嗽难愈。咳嗽严重时，苹果、香蕉、橘子、葡萄等都不宜吃。吃甜食助热，使炎症不易治愈。

忌肥甘厚味食物	中医认为咳嗽多由肺热引起，尤其是小孩咳嗽。日常饮食中，多吃肥甘厚味的食物可产生内热，加重咳嗽，且痰多黏稠，不易咳出。对于哮喘的患儿，过食肥甘之物可致痰热互结，阻塞呼吸道，加重哮喘，使疾病难以痊愈。
忌食用补品	不少家长会给体质虚弱的孩子服用一些补品，这种做法是不恰当的。因为很多补品的营养密度高，孩子的脾胃无法消化完全，反而会加重咳嗽。
忌鱼腥虾蟹	众所周知，咳嗽需忌"发物"，不宜吃鱼腥虾蟹，鱼腥对风热咳嗽的影响最大。咳嗽患儿在进食鱼腥类食物后咳嗽加重，这与腥味刺激呼吸道和对鱼虾食品的蛋白过敏有关，对某些鱼、蛋过敏的孩子更应注意。其中，以白鲢、带鱼的影响较大。

专家提醒：止咳药用对才有效

孩子咳嗽的时候，要根据孩子的具体症状选择服用止咳药。不过，要注意的是，尽量选择中成药，因为西药虽直接对症、见效快，但多需要联合其他药物综合治疗。中成药虽见效不如西药迅速，治疗周期也比较长，但能从病源下手，根除疾病。在选择中成药时，建议选择糖浆剂，因为糖浆剂不仅服用方便、口味甘甜、药物吸收好、对胃肠刺激小，而且一般都比较黏稠，服用后易附着在咽喉部位，停留的时间较长，能削弱致病因子对黏膜的刺激作用，从而快速缓解咳嗽症状。

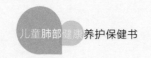

在使用止咳糖浆时，应先查清咳嗽、咳痰的原因，再有针对性地选服，并遵从医嘱，严格按照说明书服用。因为止咳糖浆中的含糖量往往在75%以上，而糖可促进消化液分泌，使胃饱胀而影响食欲，所以不宜在饭前服用。

服用止咳糖浆后，短时间内让孩子尽量少饮水，因为大量喝水会冲掉黏着在咽喉、气管部位的止咳药物保护层，大大降低止咳效果。因此，有些医生会建议患儿喝止咳糖浆后5分钟内别喝水，以保证疗效。当然，如果觉得黏稠的糖浆太刺激，也可以让孩子适当喝一些水。

避免拿止咳糖浆当水喝。有些家长每在孩子咳嗽的时候，就会让孩子喝上一口止咳糖浆，以缓解症状。其实，这是一种错误的做法，因为：①经常打开瓶盖容易将细菌粘在瓶口而使止咳糖浆受污染变质；②不能准确控制口服的药量，要么达不到药效，要么服用过量，增加不良反应；③止咳糖浆若服用过多，会出现头晕等不适感。

另外，因为止咳糖浆中含糖量较高，最高可达到85%，所以在选用止咳糖浆为孩子止咳时，应权衡利弊，做到谨慎使用。

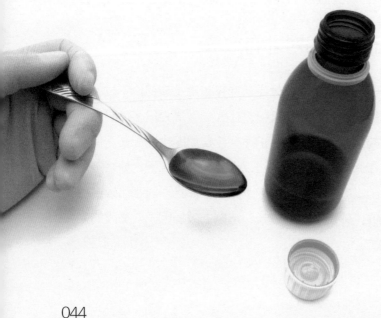

肺气不足的孩子，**容易患哮喘**

中医认为，在儿童时期，肺、脾、肾功能常不足。肺功能不足，易受外邪侵袭；脾功能不足，易生痰；肾功能不足，也易生痰。脾、肾为生痰之源，肺为储痰之器，所以小儿脾肾不足，容易生痰，是导致小儿哮喘的内因。小儿哮喘的外因有三：一是天气骤变，寒温失调，感受外邪；二是接触异物、异味以及过食生冷；三是活动过度，情绪激动等。其中以感受外邪而触发者最为多见。

哮喘开始时，跟感冒的症状极为相似，会出现发热、咳嗽，接着才会出现喘息、呼吸困难。所以，哮喘常常会与呼吸道感染、支气管炎或肺炎混淆，但是它们给孩子身体所带来的伤害以及影响却大不相同。孩子哪怕偶然出现咳嗽或喘息，但是如果不加以重视，多次发作甚至可能会危及孩子的生命。

哮喘是孩子健康的一大杀手

哮喘又称支气管哮喘，是儿童期常见的一种呼吸道慢性炎症性疾病，以反复发作的喘息、咳嗽、气促、胸闷为主要表现症状，但不同的人可能表现不同。有些患者以反复发作的咳嗽为主要表现症状，有些患者则因喘息反复发作就诊，还有的患者则单纯出现胸闷症状。引起支气管哮喘急性发作的诱因较多，上呼吸道感染、过敏原暴露、运动、哭闹、大笑、刺激性气味、空气污染、天气变化等均有可能诱发症状。每个人对药物治疗的反应同样存在差异。症状的多样性、诱因的多样性、治疗反应的多样性，

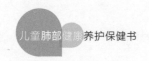

医学上称为"异质性"。

儿童处于生长发育时期，因此儿童哮喘和成人哮喘有所不同。儿童哮喘是有自愈倾向的，但是这并不意味着每个儿童都能自愈。例如，曾出现严重过敏反应、存在多种过敏原致敏、伴发过敏性鼻炎、具有过敏家族史、治疗不规范等均可影响疾病的严重程度，家长还是要尽早干预，尽早规范治疗，以免儿童哮喘最终发展为成人哮喘。另外，部分儿童支气管哮喘随着病程的延长，可导致一系列气道结构的改变，引起不可逆的肺功能损伤。

哮喘的先兆症状

很多患哮喘的孩子并不是从一开始就出现典型的哮喘症状的，而是通常会在一段时期内出现一些先兆症状。

- 婴儿期时对鸡蛋、牛奶过敏，出现哭闹、拒食、呕吐、腹泻、严重反复的湿疹、体重不增、夜间睡眠不稳等症状。
- 频繁发生打喷嚏、流鼻涕、鼻塞、鼻痒、眼睛痒等症状，常表现为耸鼻、揉鼻、挖鼻、揉眼睛等。
- 反复呼吸道感染、咳嗽，有时还伴有喘息，甚至可以直接听到喉部发出的"吼吼"声，入幼儿园后隔三岔五生病。
- 夜间或凌晨突然出现咳嗽、喘息、呼吸困难或胸闷等症状。
- 运动、哭闹、大笑后，以及接触冷空气、污染空气后会不停地咳嗽。
- 反复连续咳嗽，病程持续超过 1 个月，抗生素和止咳药治疗效果不显著或无效。
- 有家族过敏性疾病史，如过敏性鼻炎、支气管哮喘、荨麻疹等。

哮喘的高危信号

既然哮喘是一种慢性的炎症性疾病，怎么还会急性发作呢？要想回答这个问题，就要了解哮喘的三个分期：急性发作期、慢性持续期和临床缓解期。

在急性发作期，孩子会出现支气管痉挛、分泌物增多、气道缩窄、气流受阻、缺氧等情况，反映到症状上就是以下常见表现。

- 喘息，严重时在胸部可以听到哮鸣音（"咝咝"声——类似拉风箱的声音，或"吱吱"声）。
- 胸闷，胸部有压迫感。
- 呼吸困难，嗓子眼发紧、发憋。
- 咳嗽，频繁干咳或伴有黏痰。

已有哮喘症状的孩子未及时得到治疗或治疗不充分，可能会进入慢性持续期。因为此时支气管黏膜炎症活跃，孩子仍会有间断咳嗽、喘息的表现，如果不及时进行有效的治疗，炎症反应将不断攻击、破坏气道黏膜，造成不可逆的气道损伤甚至严重的哮喘发作。

临床缓解期是指发作症状缓解并稳定至少3个月。

为什么患哮喘的孩子越来越多

儿童哮喘是儿科常见的呼吸道疾病，患病率的上升幅度令人担忧。哮喘的反复发作，不仅对儿童的身心健康造成不良影响，也会增加家庭与社会的经济负担。

与成人哮喘一样，儿童哮喘也是一种慢性非特异性气道过敏性炎症，其

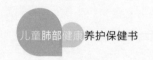

患病率增加除了机体有过敏体质以外，还与下述因素有关。

- 由于生活居住条件的改善，家中的过敏物质也在增多。如家中空调的普遍使用，导致居室封闭，并经常处于恒温和恒湿状态，尘螨极易大量繁殖。有些家庭还豢养狗、猫、鸽子等各种宠物，导致室内过敏物质浓度增高，进而诱发哮喘。
- 随着卫生条件和医疗条件的改善，人们感染细菌、病毒的机会明显减少，而细菌感染的减少以及滥用抗生素会促使儿童呼吸道过敏，诱发哮喘。
- 孕妈妈怀孕期间吸烟或被动吸烟，娩出的婴儿容易是过敏性体质，诱发哮喘。
- 长期处于污染或有刺激性异味（如油烟、油漆、香水等）的环境中，也容易诱发哮喘。

如何区分婴幼儿哮喘、儿童过敏性哮喘和咳嗽变异性哮喘

年龄不同，儿童哮喘的病因也有所不同，一般可分为婴幼儿哮喘、儿童过敏性哮喘、咳嗽变异性哮喘三种。

婴幼儿哮喘

早期主要由呼吸道病毒感染造成。随着年龄增大，有的患儿抵抗力逐渐增加，病毒感染机会慢慢减少，哮喘会逐渐停止；有的患儿，尤其是有哮喘家族史以及患有湿疹的患儿，随着年龄的增长，也会出现过敏，最后变成哮喘。

80%~90%由过敏所致，其发病有明显的季节性。如春季或秋季，室内尘螨大量繁殖，空气中尘螨浓度增高，哮喘发作明显增加。

 主要与气道过敏有关。部分过敏程度较轻的患儿，仅表现为长期咳嗽或反复咳嗽，尤以夜间或清晨明显，一般无哮喘发作，但也有部分患儿随着气道过敏范围的扩大或增强最终出现哮喘。

诱发哮喘的因素有多种，日常预防很关键

● 预防病毒性呼吸道感染

在诱发哮喘的众多因素中，病毒性呼吸道感染是极为重要的因素，因此在日常生活中，应当特别注意预防，且注意做到以下几点。

 在流感病毒、副流感病毒、呼吸道合胞病毒流行的季节，哮喘患儿应尽量避免去公共场所。

 家人患有呼吸道感染性疾病时，应注意与孩子进行隔离，并让孩子预防性服用清热解毒的中药。

 有细胞免疫功能低下或易感时，可使用免疫调节剂（如兰菌净）预防。已有呼吸道感染时，要积极治疗，以免诱发哮喘。

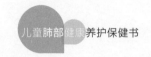

● 确保室内清洁卫生，减少家中的尘螨

改善居住环境对预防过敏性哮喘很重要。研究证明，孩子的尘螨特异性IgE阳性率主要与居室的地板和床上用品有关，特别是密封性好的钢筋水泥结构住宅，其尘螨特异性IgE阳性率明显升高。所以家长要尽量保持室内通风，并保持室内环境的清洁。

最好用热水烫洗床单、毛毯等，每周1次，烘干或在太阳下曝晒。患病孩子的内衣洗涤后最好用开水烫一遍，以减少螨虫滋生。

床上用品最好不用毛毯类，卧室内不要铺地毯、草垫，家具力求精简洁净，避免使用呢绒制作的软椅、沙发和窗帘。因为动物皮毛、霉菌孢子等都有可能成为诱发孩子过敏性疾病的罪魁祸首，所以家长一定要做好防护工作。

● 避免接触过敏原

过敏也是儿童哮喘的一个主要原因。在日常生活中，引起儿童过敏性哮喘的因素除了上面所说的之外，以下列举的也是一些极易引发儿童哮喘的过敏原，应当尽量避免让孩子接触。

接触性过敏原	如化妆品、磺胺软膏、樟脑、酒精、碘酒、红汞、橡胶、塑料玩具等。
摄入性过敏原	即日常食用的食物。容易引发过敏的食物有牛奶、鱼虾、鸡蛋（蛋白）、腰豆、腰果、花生、菠萝、含香料的食品、小麦食品等，它们大多属于异种蛋白质或有皮肤刺激性的食品。

**感染性
过敏原** > 常见的有肺炎链球菌、流感嗜血杆菌、肺炎克雷伯杆菌、金黄色葡萄球菌、溶血性链球菌、腺病毒、呼吸道合胞病毒、副流感病毒等，它们是导致5岁以下儿童哮喘发作的罪魁祸首。

**物理性
过敏原** > 过敏体质的孩子往往对"冷"也会过敏，一旦遇到冷空气、冷风，就会出现过敏。目前已证实，冷空气是导致哮喘发作的重要原因，每年秋冬季冷空气南下时，哮喘发作的孩子会明显增多。

锻炼孩子的呼吸功能

哮喘反复发作会影响肺功能，因此呼吸功能的锻炼非常重要。

腹式呼吸

- 站立，双手放在身体两侧。
- 用鼻连续吸气并放松腹部，但胸部不扩张。
- 缩紧双唇，慢慢吐气，直到吐完。
- 重复以上动作 10 次。

胸部扩张

- 坐在椅子上，将手掌放在左右两侧的最下方肋骨上。
- 吸气，扩张下肋骨，然后由口呼气，收缩上腹部和下肋骨。
- 用手掌下压肋骨，可将肺底部的空气排出。
- 重复以上动作 10 次。

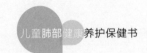

哮喘儿童的饮食原则

- 清淡饮食，不宜过甜、过腻、过于刺激。

- 补充足够的优质蛋白质，以满足炎症修复及营养补充需要，如蛋类、牛奶、瘦肉、鱼等。

- 可多食海带、芝麻、花生、核桃、豆制品、绿叶蔬菜等含镁、钙丰富的食品，有助于预防过敏。

- 脂肪类食品不宜进食过多。

- 增加富含维生素的食品摄入，如各种水果、蔬菜。因为维生素 A 可以增强机体抗病能力，B 族维生素和维生素 C 可以促进肺部炎症吸收。

- 哮喘发作时患儿出汗多，进食少，会失去较多的水分。所以患儿要多喝水，以利于稀释痰液，使痰易排出。

- 患儿可多吃一些润肺化痰的食物，如梨、藕、蜂蜜、猕猴桃等。

哮喘发作期间做好家庭护理

- 督促患儿长期规律地使用药物，避免自行停药，必要时复查肺功能，根据肺功能情况调整药物。

- 家长尽量控制好患儿的活动量，避免剧烈运动，以防诱发哮喘。

- 尽量保持室内温度、湿度适宜，勤开窗通风换气，尽量避免有可能导致过敏的物质存在并避免患儿进食易过敏的食物。

- 尽量避免带患儿去人员密集的地方，以防出现呼吸道感染，从而诱发哮喘。

- 注意叮嘱患儿随身携带需要吸入的药物，以便哮喘发作时可以及时使用药物，避免出现哮喘持续状态。

- 注意对患儿进行积极的心理疏导，尽量避免其出现心理疾病。

按摩定喘穴、天突穴和膻中穴，可有效缓解哮喘症状

定喘穴可止咳平喘、宣通肺气，常用于治疗支气管哮喘。

取穴：俯卧位或正坐低头，定喘穴位于脊柱区，横平第七颈椎棘突下，后正中线旁开0.5寸处。

天突穴主治咳嗽、哮喘。

取穴：天突穴位于颈部，在前正中线上胸骨上窝中央处。

膻中穴为心包募穴，八会穴之气会，常用于治疗喘嗽等疾病。

取穴：膻中穴在胸部，在前正中线上，横平第四肋间隙，两乳头连线的中点。

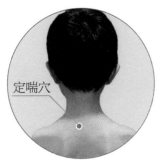
定喘穴

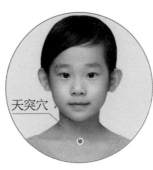
天突穴

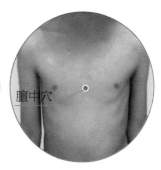
膻中穴

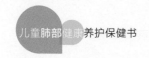
肺气虚弱的孩子，
肺炎容易找上门

在儿科，肺炎是比较严重的疾病，但在一般情况下，经过积极的抗感染治疗，多能顺利痊愈，没有什么后遗症。少数情况下，小儿肺炎会导致患儿呼吸困难、发绀，甚至抽搐、昏迷，严重的会危及生命。也有一些孩子，经过正规抗生素治疗后，大部分症状消失了，而咳嗽却迁延不愈。

这些孩子多半是脾肺虚弱。脾是气血生化之源，脾气健旺，营养吸收才好，免疫力才强。虽然大家都知道，得了肺炎及时使用抗生素就会好，但抗生素再厉害也只是个帮手，真正能把体内的细菌消灭掉的，是孩子自身的免疫系统。如果孩子脾虚，免疫功能差，抗生素这个帮手再厉害，打起仗来还是很吃力，所以孩子迟迟不能痊愈。而且肺炎和抗生素都容易损伤肺阴，加上孩子平素肺虚，很容易导致肺气阴两虚，所以咳嗽症状迁延不愈，孩子总是口干舌燥，干咳无痰，精神状态也不好。

小感冒可能发展成肺炎

小儿肺炎是一种常见的呼吸系统疾病，其一些症状虽然跟感冒相似，但两者并不是一回事。不仅如此，肺炎给孩子带来的危害，也是感冒所不能比拟的，如果不及时予以治疗，等到病情加重，甚至可能危及孩子的生命。

这并非危言耸听，小儿肺炎已经被国家卫生健康委员会列为"小儿四病"之一。据有关资料统计，在我国住院小儿死亡的原因中，肺炎名列第一。

严重的肺炎不但会引起肺组织充血、水肿、炎性细胞渗出，造成呼吸系统功能的损害，而且会导致人体酸碱平衡紊乱，侵害到人体的消化系统、循环系统，甚至神经系统，致使多脏器损伤，甚至危及生命。

如何辨别感冒和肺炎

感冒和肺炎的区别包括发热症状不同、病情恢复所需要的时间不同、伴随的症状不同、病情的严重程度不同，以及患者的精神状态不同。如果不知道咳嗽到底是由感冒引起的还是肺炎引起的，可以通过以下症状来判断。

发热症状不同	感冒发热和肺炎发热的症状不一样。感冒发热的温度一般都不会过高，而且持续的时间较短，用药退热的效果很明显；肺炎发热的温度基本在38℃以上，而且会持续2~3天，退热药只能使体温暂时下降。
病情恢复所需时间不同	虽然感冒和肺炎都会导致咳嗽症状，但是二者的病情恢复所需时间是不一样的。感冒一周左右就会痊愈，但是肺炎可能需要更长的时间才能恢复。
伴随的症状不同	无论是感冒还是肺炎，在咳嗽的时候都会有一些伴随的症状。如果是肺炎引起的咳嗽，通常会伴有胸闷、胸痛，甚至呼吸困难等症状，而且肺部有湿啰音；而如果是感冒导致的咳嗽，这些症状一般不会出现。

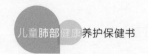

病情的严重程度不同

感冒和肺炎的严重程度是不一样的。感冒所引起的咳嗽症状相对较轻，患者一般不会剧烈咳嗽，有痰液的话也很容易咳出；肺炎导致的咳嗽，其表现往往比较剧烈，如果有痰液，也不容易咳出。

精神状态不同

感冒患者和肺炎患者的精神状态有很大不同。如果只是感冒，虽然有咳嗽症状，但并不会出现明显的精神状态不佳；如果是肺炎咳嗽，患者往往会感觉心情烦躁、萎靡不振，还总是昏昏欲睡，做事情的时候总是提不起精神，患儿往往会哭闹不止。

肺炎喘嗽需辨证论治

肺炎喘嗽是儿童常见的肺系疾病之一，以发热、咳嗽、气促、痰鸣为主要临床特征。肺炎喘嗽在中医辨证中常见风寒闭肺、风热闭肺、痰热闭肺、阴虚肺热等，需要医生辩证施治。

风寒闭肺

常见的临床症状为恶寒发热、无汗、呛咳气急、痰白而稀、口不渴、咽不红、舌质不红、舌苔薄白或白腻等。可在医生指导下服用华盖散，其组成成分为麻黄、杏仁、甘草、桑白皮、紫苏子、茯苓、陈皮等药物。

风热闭肺

常见的临床症状为发热恶风、微有汗出、咳嗽气急、痰多、痰黏稠或黄、口渴、咽红、舌红、苔薄白或黄等。可在医生指导下服用银翘散，其组成成分为金银花、连翘、淡豆豉、牛蒡子、薄荷、荆芥穗、桔梗、甘草、芦根等药物。

痰热闭肺

常见的临床症状为发热、烦躁、咳嗽喘促、气急鼻扇、喉间痰鸣、口唇青紫、面赤、口渴、胸闷胀满、口吐痰涎、舌质红、舌苔黄腻等。可在医生指导下服用五虎汤合葶苈大枣泻肺汤，其组成成分为麻黄、杏仁、石膏、甘草、桑白皮、生姜、葶苈子、大枣等。

阴虚肺热

常见的临床症状为干咳少痰、低热盗汗、面色潮红、五心烦热、舌质红、少津液、舌苔花剥、少苔或无苔等。可在医生指导下服用沙参麦冬汤，其组成成分为沙参、麦冬、玉竹、甘草、桑叶、生扁豆、天花粉等药物。

促进排痰的四种方法

有效排痰能够减轻肺炎给呼吸道带来的损伤。

咳嗽 > 咽喉部位有痰液时，可以通过咳嗽的方式来缓解，能够促进痰液的排出。

拍背 > 适当拍打患者的背部，能够加速痰液的排出。

雾化 > 雾化属于一种比较常见的治疗方式，可以起到化痰的效果。

使用排痰器 > 如果无法自行咳嗽，且有明显的痰液时，可以使用排痰器促进排痰。

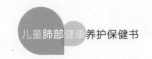

肺炎的日常护理和饮食原则

当孩子不幸患上肺炎时，家长在日常护理中应注意以下四点。

● 让孩子少食多餐，防止呛咳

伴有高热是肺炎患儿的一个主要特点，此时孩子因为患病而胃口差，不怎么愿意吃东西。家长应该给孩子准备一些营养丰富、清淡、易消化的流质饮食，如牛乳、米汤、蛋花汤、菜汤、果汁等，或半流质饮食，如稀饭、面条等。当然，家长也不要急着给孩子补充营养，或是让孩子一次性吃很多，而是要少食多餐，否则吃得过饱会加重肠胃负担，给呼吸带来影响。要知道，肺炎患儿大多会有呼吸困难的症状。除此之外，因为肺炎患儿多伴有咳喘，所以在孩子进食时，家长应多一分细心、多一分耐心，以防止咳喘带来呛咳而引发窒息，这一点对护理处在婴幼儿期的患儿来说尤为重要。

为防止婴幼儿咳喘呛奶，家长可在奶中适当添加婴儿米粉，使奶变稠；并且在孩子吃了一会儿奶时，就将奶嘴拔出，让孩子休息一会儿再喂，或者用小勺慢慢喂食。

● 注意室内环境的维护

保持环境舒适与室内空气新鲜、洁净，温度、湿度适宜（温度20～24℃，相对湿度50%～60%）。保持室内空气流通，寒冷季节建议每日开窗通风2次，每次15～30分钟，但应避免对流风。为减少室内病毒和细菌含量，可用食醋对居室空气进行熏蒸消毒。

● 出现高热时需要物理降温

当肺炎患儿体温达38.5℃时，除松解衣被和多喝水外，还可以为其进行物理降温。可用温热的毛巾擦拭患儿的上肢、下肢和背部，或者将温热的毛巾敷于患儿额头。

物理降温后半小时测量患儿的体温，防止其出现虚脱现象。

要特别注意夜间的护理，保持患儿皮肤、口腔的清洁。尤其是多汗的患儿，家长要及时替其更换潮湿的衣物，并用毛巾把汗液擦干，这对皮肤散热及抵抗病菌有好处。随时保持床单柔软、平整、干燥、无碎渣。

● 愈后谨防复发

很多家长在孩子肺炎症状有所好转后，便不像之前那样用心了。其实，在症状减轻之后，家长更不可掉以轻心，因为此时是小儿肺炎极易复发的时期，稍不留意就可能会复发，甚至使原有病情加重。

为了预防类似的事情发生，当孩子的肺炎症状好转后，家长应根据具体情况选择饮食调养，如服用猪肺杏仁萝卜汤等具有滋阴润肺作用的膳食方，用来养护孩子的肺，巩固治疗效果。

除此之外，还要注意防寒保暖并远离呼吸道感染性疾病患者，谨防上呼吸道感染，因为这些都是诱发小儿肺炎的重要因素。

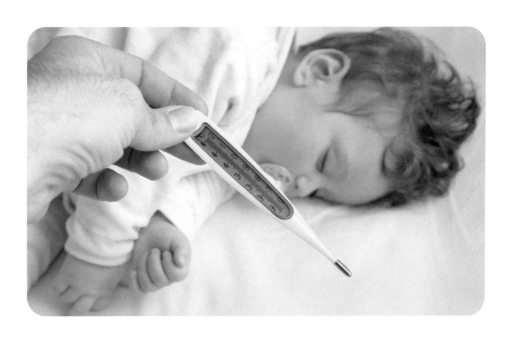

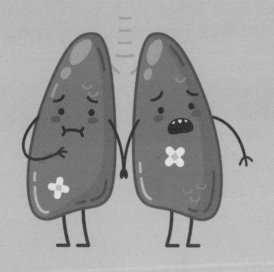

第 2 章

秋冬养肺事半功倍，换季少咳嗽 •——————→

　　秋季是天气由热转凉的过渡时期。秋季前期承袭夏季的炎热，天气以"热"为主，肺易受"温燥"的侵袭；秋季后期衔接冬季的寒冷，天气以"凉"为主，肺易受"凉燥"的危害。这就决定了在秋季前、后期，润肺的侧重点是不同的。

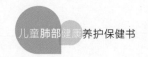

秋季干燥，
别让秋燥伤了**孩子的身体**

中医认为，秋令与肺气相应，秋天燥邪与寒邪最易伤肺。呼吸系统的慢性疾病也多在秋末天气较冷时复发，所以秋季保健以养肺为主。秋季养肺，应注意以下几点。

固护肌表

《黄帝内经》认为，肺主一身肌表。而风寒之邪最易犯肺，诱发或加重外感、咳嗽、哮喘等呼吸系统疾病，或成为其他系统疾病之祸根，故在秋季天气变化之时，应及时增减衣物，适当进补，增强机体抵抗力，预防风寒等外邪伤肺，避免感冒。

少辛增酸，滋阴润肺

秋季天气干燥，空气湿度小，尤其是中秋节过后，风大，小儿的肺娇嫩，更容易受到燥邪的损伤，从而出现口干、咽干、鼻干、大便干燥等情况。因此，秋令养肺为先，肺喜润而恶燥，中秋节后气候转燥时，应注意使室内保持一定湿度，同时避免剧烈运动使人大汗淋漓，耗津伤液。秋天早晚凉，白天的气温仍较高，但天气比较干爽，湿度低。在这样的气候条件下，人出汗比较少，夏季时体内积存的燥热不易排出，而外界环境又比较干燥，口腔、鼻腔黏膜缺乏水分的滋润，可以说是内忧外困，肺很容易受到燥邪的"灼伤"。这时候要特别注意对孩子肺的养护，让其多喝水，注意增减衣物，预防感冒。

饮食上，则应以滋阴润肺、少辛增酸、防燥护阴为原则，可适当多吃些梨、蜂蜜、核桃、牛奶、百合、银耳、萝卜、香蕉、藕等益肺食物，少吃辣椒、葱、姜、蒜等辛辣燥热与助火之物。

防忧伤肺

忧思惊恐等七情皆可影响气机而致病，其中以忧伤肺最甚。现代医学证实，常忧愁伤感之人易患外感等症。特别是到了深秋时节，面对草枯叶落花凋零的景象，在外游子与老人最易伤感，从而使机体抗病能力下降，致哮喘等宿疾复发或加重。因此，秋天应特别注意保持内心平静，以保养肺气。

补脾益肺

中医非常重视补脾胃，以使肺气充沛，故平时虚衰之人宜进食人参、黄芪、山药、大枣、莲子、百合、甘草等，以补脾益肺，增强抗病能力，利于肺系疾病之防治。

宜通便

《黄帝内经》认为，肺与大肠相表里，若大肠传导功能正常，则肺气宣降正常；若大肠传导功能失常，大便秘结，则肺气壅闭，气逆不降，致咳嗽、气喘、胸中憋闷等症状加重，故要防止便秘，保持肺气宣通。

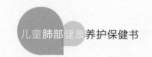

春捂秋冻，**做对了能护肺**

　　每年的春天和秋天，大街上的人们总是穿得五花八门，甚至会出现有人穿棉衣、有人穿短袖的不协调场面。正所谓"二八月，乱穿衣"，这一点在幼儿园、学校也有所体现，孩子们衣着的厚度相差很大。

　　春天，有些孩子，尤其是爱美的小姑娘，已经迫不及待地穿上了裙子，而有些孩子仍然在家长的要求下，穿着厚厚的冬装。同样，秋天，很多家长怕孩子冻着，早早给孩子穿上了毛衣甚至棉衣，而有些孩子则还穿着夏装。在春秋过渡的时候应该怎样给孩子穿衣服呢？"春捂秋冻"的说法还是有道理的，这有利于保护孩子的肺。

延迟增减衣物，帮肺平稳过渡

　　"春捂"说的是春天乍暖，不要过早脱掉冬衣。这是因为，虽然相比冬季，春季阳光明媚，感觉比较温暖，但昼夜温差较大，一早一晚还是非常寒

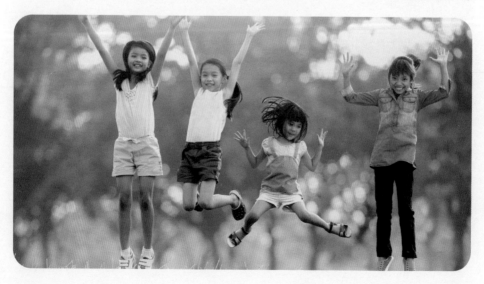

冷的，而且北方有供暖的地区春季往往会停止供暖，室内的温度反而会比冬季时有所下降。经过了漫长的冬天，孩子已经习惯了暖气、冬衣带给自己的温暖，抵抗力相对较弱，这时贸然减少衣物，会让身体很不适应，尤其是娇嫩的肺，特别容易受到寒邪的侵袭，从而出现感冒、咳嗽等症状。

这也是一到冬春换季的时候，上呼吸道感染的孩子特别多的原因。

"秋冻"是指秋天天气变冷，不要过早地添加衣物。秋季，空气中的湿度比较低，人会感觉比较凉爽，但实际上暑热尚未散尽，同时，经过炎热的夏季，孩子体内的阳气充足，抵抗力是相对比较强的，这时就算有一点寒邪侵袭，也能被体内的阳气抵御。相反，如果气温回升，孩子的衣服又穿多了，就容易化生内热，再一着风，反而容易感冒。

这样说来，给孩子穿衣服，"春捂秋冻"的原则还是应该遵守的，可以让身体，尤其是娇嫩的肺有个逐渐适应的过程，免遭外邪的侵袭。

如何科学"捂"、正确"冻"

"春捂"不是说一直穿着棉衣不脱，而是要灵活处理。

首先，家长要细心，每天都要看天气预报。如果第二天冷空气要来，要降温了，厚衣服就一定提前给孩子穿上。如果天气预报提示昼夜温差较大（大于8℃），那孩子早上出门的时候，也得"捂"上，等气温升高了再脱掉。

其次，不能着急，对待孩子的穿衣问题一定要"慢半拍"。例如，气温已经稳定回升了，大街上的年轻人都开始穿裙子、短袖了，也别急着给孩子"赶时髦"，再"捂"一周，等气温彻底稳定了，再减衣物。

最后，不能一味地"捂"，该脱也得脱。如果白天气温持续在15℃以上，已经稳定几天了，就该考虑给孩子减衣服了。

秋季气温较低，又不是特别寒冷，正是锻炼孩子的肺、提高免疫力的好机会。

首先，"秋冻"应选择在初秋的时候进行，那时暑热未消，天气凉爽，

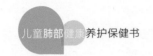

可以让孩子继续穿夏天的衣服。到了深秋，可就别再"冻"了。

其次，要做好两手准备。秋天和春天一样，都有昼夜温差大的特点，孩子上学时，不妨在书包里给孩子备一件外套，变天时及时穿上。

再次，要对孩子进行"耐寒训练"，帮助其更好地适应"秋冻"。耐寒训练很简单，就是坚持用凉水洗手、洗脸。这样做对预防感冒很有效。

最后，要注意孩子颈部、双肩、腹部和双脚的保暖。也就是说，夏天经常穿的背心，秋天就不要穿了，还是带点袖子的为好；那种"露脐装"也不适合孩子，上衣应该盖住小肚子；夏天大多数孩子都是光脚穿凉鞋，而到了秋天还是穿上袜子、运动鞋为好；必要时，可以给孩子围一条丝巾。

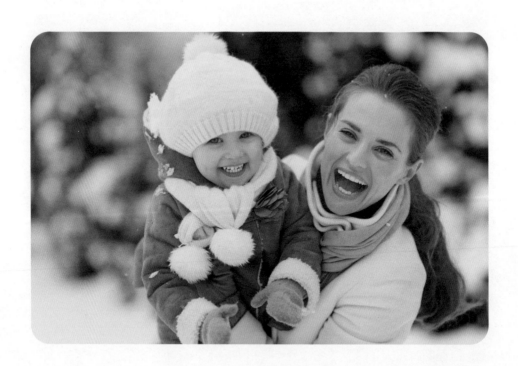

肺怕寒冷，
冬季养肺重在**御寒防病**

冬季天气寒冷，血管收缩，血液循环变慢，免疫力下降，易诱发或加重许多慢性病。冬季尤其要注意养肺，这是因为呼吸系统的慢性疾病极易在冬季复发。首先要保持营养均衡，不少肺病患者由于营养物质摄入量减少、消化吸收不良等原因，常出现营养不良，而营养不良会使人体免疫功能降低，从而引发肺部感染。因此，保证合理、均衡的营养物质摄入，是养肺的前提。

冬天养肺宜采用"三高四低"饮食法。

"三高"即高蛋白质、高维生素、高纤维素，宜多吃瘦肉、豆制品、鱼类、蘑菇等高蛋白质食物，蔬菜、水果、豆类、乳类、黑木耳等含维生素较丰富的食物，以及粗粮等高纤维素食物。

"四低"指饮食中要注意摄入低胆固醇、低脂肪、低糖、低盐的食物。此外，冬季还可适量食用百合、蜂蜜、萝卜、黑芝麻、豆浆、豆腐、核桃、松子等食物，它们都有滋阴润肺的功能。

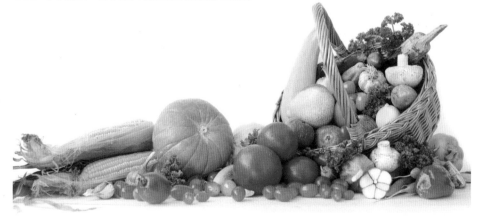

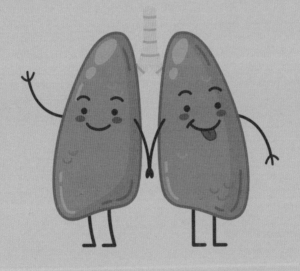

第3章

经穴外治， ●————————————————→
为孩子的肺加层保护罩

　　如果孩子生病了，按摩可以作为一种辅助治疗手段，配合医生的诊治，帮助孩子尽快痊愈。按摩作为日常保健手法，可以帮助孩子提高免疫力，改善孩子的体质，保养孩子的肺部。家长给孩子进行按摩时，要根据孩子的体质和身体状况，在专业医生的指导下，找准适合孩子的穴位，以提高孩子的免疫力。

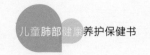
睡前按摩5分钟，**轻松养好肺**

西方"医学之父"希波克拉底说："有时医学就是按摩的医术。"推拿古称按摩、按跷。按，谓抑按皮肉；跷，谓捷攀手足。推拿主要是运用手法按、摩经络的虚实，疏通经络，畅达气血，健脾和胃，调和营卫，平衡阴阳，从而达到强身健体的目的。

例如，在孩子感冒初期就可以使用开天门、推坎宫、揉太阳、掐劳宫、拿风池、捏脊、搓大椎等手法，达到止清鼻涕、解表发汗等目的；孩子若是积食，可给孩子揉中脘、摩腹等，清一清大肠，平肝火、心火，清肺火；若是孩子上火，可以清三关、取天河水、补脾胃、补肾等。其实还有很多，如泻痢、呕吐、惊吓、夜寐不安、便秘等都可以用小儿推拿的方法解决，这种方法为孩子减轻了很多痛苦。平时在孩子没有生病的时候，也可以通过一些常用的保健穴位按摩来帮助孩子提高抵抗力。

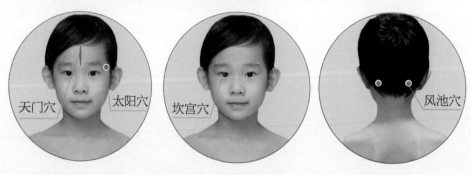

天门穴　　太阳穴　　　　坎宫穴　　　　　　　风池穴

推拿，可提升孩子的免疫力

孩子在大病过后，身体抵抗力也会随之下降，而小儿推拿在提升孩子免疫力方面具有重要的作用。孩子的健康重在预防保健。例如，补脾经可以改善孩子的脾胃功能，促进其消化和吸收，改善其体质；补肾经可以促进孩子生长发育，增强孩子的抵抗力。坚持给孩子补脾经、补肾经，可以帮助孩子增强体质，提高抵抗力。需要注意的是，若在大病及慢性病急性发作期，还是要以治疗为主，等到恢复期再坚持做小儿推拿，这样更有利于孩子身体的恢复。

睡前推拿，让孩子睡得更香甜

良好的睡眠是保证孩子体格健全及神经发育良好的必要条件，特别是 1 岁以内的孩子，其精神状态皆取决于睡眠状况。

中医认为，孩子睡眠的好坏主要和心、脾、胃有关。婴儿出生后，心脏未完全发育成熟，稍有惊吓就易出现睡眠质量差、睡梦中啼哭的现象。另外，孩子不知饥饱，不论过饥或过饱都会影响脾胃功能，造成消化不良，从而导致夜间睡不安稳，即中医所说的"胃不和则卧不安"。

家长在睡前给孩子清清心经、胃经，补补脾经，可减轻孩子心火过旺、消化不良等症状，起到安神定志、消食导滞的作用，在家长双手的安抚下，孩子能够睡得快、睡得香。同时，睡前推拿还能促进孩子的血液循环，有效缓解活动一天的疲劳。

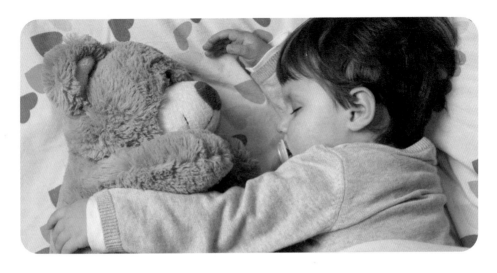

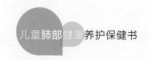

孩子的**特定穴位和成人不同**

小儿推拿是指在中医基础理论和相关临床知识的指导下，根据孩子的生理病理特点，在其体表特定的穴位或部位施以手法，以防病治病的一种外治法。它和成人推拿都是中医推拿学的重要组成部分，二者都是利用穴位和特定手法在人体体表施行治疗的外治法，但也有不同。

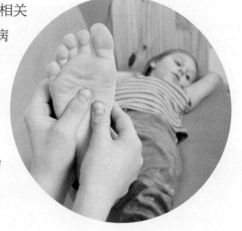

施术方法和力度不同

由于孩子身体组织较为娇嫩，一般来说，小儿推拿的动作要轻柔，力度较轻，速度缓慢，手法以揉、推、捏为主，抖、摇、扳等手法尽量不用，且其关节不可随意乱拉；而成人推拿手法大多以捏、按、压、点、揉、搓等为主，遇到关节处还要用到扳法、摇法和拉伸法，推拿时为达到效果，力度可稍重。

操作时长不同

由于孩子的皮肤较为娇嫩，所以推拿时间不宜太长，一般以15～20分钟为宜；而成人推拿为达到效果，一般推拿时间较长，以30～45分钟为宜，以被推拿处有温热感或出现酸、麻、胀的感觉为度。

特定穴位及部位不同

孩子的生理结构与成人的不同，同样，孩子身上的特定穴位与成人也是不同的。孩子的特定穴位大部分分布在头面、四肢部位，有着各种各样的形态，有孔点状，如小天心、一窝风、二扇门、精宁等；有从点到点的线状，如三关、天河水、六腑、坎宫等；还有面状，如腹、胁肋、五经等。

孩子穴位的形状主要呈现的是"点"状、"线"状、"面"状，多分布在手部，用于孩子穴位疗法的最主要的5条经络全都在孩子的5个手指上，故有"宝宝百脉汇于双掌"的说法。孩子的5个手指分别对应脾、肝、心、肺、肾，推拿孩子的5个手指就可以起到调理五脏的作用，还可以防治小儿疾病；而成人的穴位则遍布全身。

另外，孩子的经络穴位在应用方面既有和成人相同之处，如太阳、水沟（人中）、关元、足三里等穴位；也有与成人截然不同的地方，如成人推拿的攒竹穴，则是孩子的坎宫穴。

可治疗疾病范围不同

小儿推拿一般以治疗小儿疾病为主，如小儿感冒、发热、咳嗽等；相较而言，成人推拿可治疗疾病的范围更广，对内科、妇科、五官科等各种疾病均有一定疗效。

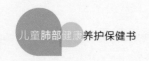
怎样快速**找准孩子的穴位**

在进行穴位按摩时，首先要找准穴位，才能使按摩效果达到最大化。下面介绍几种比较简单易学的找穴方法。

手指度量法

以自身手指作为测量穴位的"工具"，中医称为"同身寸"。"手指同身寸取穴法"是幼儿按摩中最简便、最常用的取穴方法。同身，顾名思义，就是同一个人的身体。人有高矮胖瘦，不同人的手指尺寸也不一样，因此在找孩子身上的穴位时，要以孩子自身的手指作为参照，切勿用大人的手指去测量。

1 寸：大拇指指幅横宽。

1.5 寸：食指和中指二指指幅横宽。

3寸：食指、中指、无名指和小拇指四指指幅横宽。

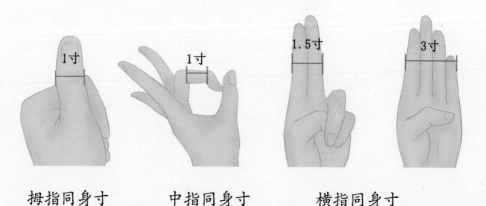

拇指同身寸　　　　中指同身寸　　　　横指同身寸

体表标志参照法

固定标志：常见判别穴位的标志有眉毛、乳头、指甲、趾甲、脚踝等。例如，神阙穴位于腹部脐中央；膻中穴位于两乳头中间；内庭穴位于足背第二、三趾间，趾蹼缘后方赤白肉际处。

动作标志：需要做出相应的动作或姿势才能显现的标志，如张口取耳屏前凹陷处即为听宫穴。

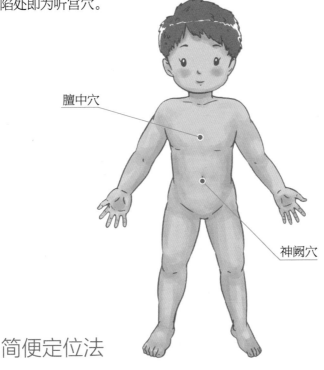

膻中穴

神阙穴

简便定位法

简便定位法是临床上一种简便易行的腧穴定位方法。如取立正姿势，手臂自然下垂，其中指端在下肢所触及处为风市穴；两手虎口自然平直交叉，一只手手指压在另一只手的桡骨茎突上，其食指尖端下方的凹陷处即为列缺穴；握拳屈指时中指指端与无名指端之间中点处为内劳宫穴；两耳尖连线的中点处为百会穴等。此法是一种辅助取穴方法。

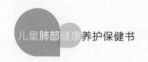

给孩子做推拿，**准备要充分**

很多家长在给孩子做推拿时，往往会发现这样一个问题，那就是孩子非常不配合，通常只推拿几分钟就跑了，甚至拒绝推拿。为什么孩子不愿意推拿呢？怎样才能让孩子享受推拿呢？这就需要父母注意以下几个问题。

舒适安心的推拿氛围

在推拿时，让孩子感到安心舒适是非常重要的。在家里推拿时，需要合理控制温度，还需注意保持通风。

推拿时不可过饥或过饱

孩子在过饱时容易因哭闹而引发呕吐，因此不可在饭后立即为孩子推拿。可选择在清晨起床时进行推拿，尤其是孩子赖床不起时，推拿往往是最好的唤醒方式。同理，在孩子过饥时进行推拿，孩子也会哭闹、不配合，这个时候应先让孩子填饱肚子。

推拿需按照顺序进行

小儿推拿疗法应按照一定的顺序进行，一般是先头部，次上肢，再胸腹、腰背，最后下肢。

推拿时间不可过长

　　家长还需注意的是，一般来说，如果是日常的保健推拿，每日进行10~20分钟就足够了。而且推拿需要每天坚持，并不是一蹴而就的，每天在清晨和晚间进行推拿，效果会更好。另外，当孩子生病的时候，推拿时间的延长会取得更好的效果，但增加的时间量需根据具体病情而定。

不要强迫孩子进行推拿

　　在给孩子进行推拿时，家长需要有耐心，并要采用一些技巧，不能强迫孩子进行推拿，否则会使孩子产生抗拒感，会对日后推拿的进行造成很大影响。当孩子不配合时，家长应停止推拿，改变策略，例如，可将推拿当成和孩子玩游戏，或在孩子睡熟之后再轻柔地进行推拿。推拿的目的是保证孩子的健康，是家长对孩子表达爱的一种方式，切忌强行推拿。

控制推拿力度

　　在对孩子进行推拿的时候，用力以轻柔为主，推拿的力度一定要适宜。力度一旦过重，孩子会对推拿产生一种畏惧感，或许下次就不敢接受了。在推拿过程中，需始终记住推拿手法的基本要求：持久、有力、均匀、柔和。

持久	>	是指单一的手法能够持续操作一段时间而不间断、不乏力。
有力	>	是指有力量，这种力量不是蛮力和暴力，而是一种含有技巧的力量。
均匀	>	是指手法操作的节律性、速率和压力能够保持均匀一致，不能忽快忽慢或忽轻忽重。
柔和	>	是指手法轻而不浮、重而不滞，刚中有柔、柔中有刚。

注意穴位按摩的禁忌证

若孩子患了下面这些疾病，则不能进行推拿，否则非但对孩子的治疗无益，反而会损害孩子的健康。

- 急性传染病，如水痘、肝炎、肺结核、猩红热等。
- 严重的心脏病、肝脏病、肾脏病等。
- 各种皮肤病，以及皮肤破损、烧伤、烫伤等。
- 各种出血性疾病，如便血、尿血等。
- 骨与关节结核、化脓性关节炎、骨折早期和截瘫初期等。
- 各种诊断不明、不知治疗原则的疾病等。

推拿的**基础手法和要求**

按法

用手指或手掌在身体某处或穴位上用力向下按压。

手法要领：按压的力量要由轻到重，使按压的部位有一定压迫感后，持续一段时间，再慢慢放松。

揉法

用指端、大鱼际、掌根或手肘，在穴位或某一部位上做顺、逆时针旋转揉动。

手法要领：手指和手掌应紧贴皮肤，不能分离，揉动皮下组织，幅度可逐渐加大。

擦法

用手指、手掌或大小鱼际，在皮肤上沿直线来回摩擦。

手法要领：在操作时多用介质润滑，防止皮肤受损。以皮肤发红为度，切忌用力过度。

掐法

用拇指、中指或食指在身体某个部位或穴位上深入且持续地掐压。

手法要领：力度需由轻到重，使其作用力由浅到深。

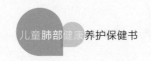
推法

直推法：用拇指、食指或中指任一手指指腹在皮肤上做直线推动。

旋推法：用拇指指腹在皮肤上做顺、逆时针推动。

分推法：将双手拇指指腹按在穴位上，向穴位两侧方向推动。

手法要领：力度由轻到重，速度由慢到快。对初次接受治疗者需观察其反应，随时询问其感觉，以便调节力度和速度。

摩法

用手指或手掌在身体某一部位或穴位上，在皮肤表面以顺、逆时针回旋摩动。

手法要领：手指或手掌不要紧贴皮肤，在皮肤表面做回旋性摩动，作用力温和而浅，仅达皮肤与皮下。

运法

以拇指或食指的螺纹面着力，附着在施术部位或穴位上，做由此穴向彼穴的弧形运动，或在穴位的周围做周而复始的环形运动。

手法要领：宜轻不宜重，宜缓不宜急，要在体表旋转摩擦推动，不带动深层肌肉组织。

搓法

用双手在肢体上相对用力进行搓动。

手法要领：频率一般为30~50次/分，搓动速度开始时由慢而快，结束时由快而慢。

十大补肺特效穴位，
帮助孩子提升肺功能

肺经，宣肺清热，赶跑外邪，预防感冒

肺经是手太阴肺经的简称。我们身体的两侧手臂都有肺经，而且还是一样的穴道，一侧有11个，左右两侧共有22个。肺经是所有呼吸器官的能量来源，其所属经络就像网络一样，串联起身体各呼吸器官。如果肺经不通，"网络"就会被堵塞，呼吸道就会出现各种问题，人的身体也会百病丛生。如果肺经通畅，肺气自然充盈，人的呼吸也会顺畅。

肺经与肺功能有关，主要作用有两种。第一，肺经上的所有穴位都可以用于治疗肺病及肺经循行路线周围组织的疾病，如尺泽穴在肘关节上，能治疗网球肘等疾病；第二，可以根据呼吸道症状及肺经上穴位出现的异常反应来判断肺部的情况，如胸闷胀满、咳喘、呼吸困难等症状均提示可能是肺出了问题，而肺病也可能导致肺经循行部位的疼痛，如肩背及手臂内侧前缘疼痛等。

肺经在寅时（凌晨3点至5点）精气旺盛。因为"肺朝百脉"，人体中的血液都要通过经脉聚于肺部，进行气体交换，再输布到全身。寅时休息得好，人在清晨时才会面色红润、精力充沛。肺病患者在寅时反应最为强烈，常剧烈咳嗽或喘息而醒。

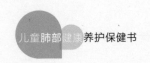

时常给孩子轻轻敲一敲肺经，有助于畅通肺经，养护肺。

● 敲肺经的方法

肺经的起始点在人的锁骨下缘的凹陷处，握起拳头，用拳头的虎口处直接敲打凹陷处。可以用力敲打，或者用力揉搓这个地方，以促使肺经气血运行。先敲一侧，再换另一侧，每侧敲1~2分钟，每天敲1~2次。

再敲整条肺经，也就是从胸角到臂内，一直敲到大拇指为止。先敲一侧，再换另一侧，每侧敲2~5分钟，每天敲1~2次。千万不能来回敲打，而是应该用小一些的力气，从上到下缓缓地敲打，这样才可促进肺经通畅。

● 敲肺经的注意事项

敲肺经没有时间限制，也没有饭前敲或者饭后敲的区别，只要有空，孩子的身体也适应，家长就可以给孩子捏一捏、敲一敲。长期坚持下来就会发现，孩子感冒咳嗽少了，呼吸更加轻松了，就连皮肤也好多了。这是因为"肺主皮毛"，肺虚的人，皮肤往往很干燥，没有光泽。肺好了，肺经畅通了，皮肤自然光滑细腻，就连气色也会变好。

感冒鼻塞按委中穴，多按多通气

明代针灸学家徐凤编著的《针灸大全》里收录了"四总穴歌"，其中有这样一句话——"腰背委中求"，说的是凡腰背部病症都可取委中穴治疗。经常按一按委中穴，能够缓解腰背酸痛，还能补肾益气，治疗感冒、鼻塞。

孩子感冒的时候，往往鼻腔不通气，睡觉也不安稳。这时家长给孩子按摩委中穴，可让孩子的鼻腔通气，整个人都能轻松许多。

委中穴

穴位定位： 在腘窝横纹中点处。

按摩方法：

①用两手拇指指端按压两侧委中穴，力度以稍感酸痛为宜，一压一松为1次，连做10~20次。

②两手握空拳，用拳背有节奏地叩击委中穴，连做20~40次。

③将两手拇指指端置于两侧委中穴处，顺、逆时针各揉10次。

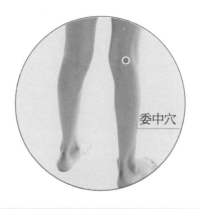

委中穴

尺泽穴，清宣肺气，缓解咳嗽

尺泽穴是肺经合穴，主气逆。"尺"指前臂部，"寸"指腕部，二者是相对应的，因手腕至肘部为一尺，故手前臂称"尺"；"泽"为沼泽，是水聚集的地方，寓意脉气流注于此，如水注沼泽。

尺泽穴主治病症众多，应用极广。如果感到肚子、手臂或者腿脚突然作痛，可以按一按尺泽穴，按上几分钟，症状就能得到缓解。如果出现中暑、过敏或者皮肤瘙痒等，也可以按一按尺泽穴，同样能很好地缓解症状。

尺泽穴对呼吸系统疾病特别有效，是保障呼吸通畅的全效穴，具有宣肺气、滋肺阴的作用，是治疗各类肺病的特效穴位。孩子咳嗽时，可以给其揉一揉尺泽穴。除此之外，坚持按摩尺泽穴，能预防感冒、喉咙疼痛等疾病。

尺泽穴

穴位定位： 位于肘横纹中，肱二头肌腱桡侧缘凹陷中。

按摩方法： 用手指指腹按压尺泽穴，以有酸痛感为宜，按压1~3分钟。

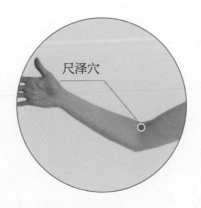

尺泽穴

痰多难清，揉揉丰隆穴

痰是人体水液代谢出现故障的产物，喉咙里经常有痰不仅影响健康，还特别影响形象。此时揉一揉丰隆穴，会取得意想不到的效果。

《玉龙歌》中指出，"痰多宜向丰隆寻"。其意思是，如果体内多痰，可以通过丰隆穴来治疗，按摩这个穴位可改善和增强脾运化水湿的功能，使痰湿自化。

除此之外，很多人都通过按摩丰隆穴来达到减肥的目的。这个穴位在人体中的角色就像控制电梯升降的管理员，如果身体营养过剩，它会促进身体把多余的物质排泄出去；相反，如果身体营养不足，它会促进身体多做一些营养补充。因此，经常按摩丰隆穴，不仅能健脾化痰，还具有塑形的功效。

丰隆穴

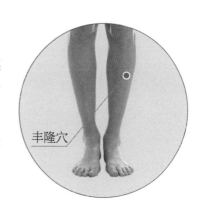

穴位定位：小腿前外侧，外踝尖向上8寸，距胫骨前缘二横指（中指）宽处。

按摩方法：用手指指腹按压丰隆穴，以有酸痛感为宜，按压1~3分钟。

丰隆穴

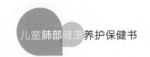

中府穴泻肺热，空气不好时常按压

肺为娇脏，喜欢湿润洁净的环境，被污染的空气直接影响肺的宣发肃降功能，一旦肺的洁净状态遭到破坏，就会直接影响肺的生理功能，导致肺热，这就好比掺杂了太多杂质的燃料会影响机器的使用寿命一样。

空气污染首先危害的是呼吸系统，如慢性咽炎、慢性鼻炎、慢性支气管炎等疾病都与空气污染有一定的关系。空气污染还会影响"肺主皮毛"的功能，久而久之，皮肤就会黯淡无光、晦黯不洁。除了远离空气污染之外，我们还可以通过按摩中府穴来调治肺热、滋养皮肤。中府穴是调补人体中气的一处要穴，除了辅助泻肺热外，还有着宣发、疏调气机的作用，可以有效地缓解胸部憋闷、哮喘、咳喘等症状。经常按一按中府穴，可以宣肺理气、清泻肺热、止咳平喘，明显缓解肺热症状，有助于养就强健有力的肺。

中府穴

穴位定位：胸前壁的外上方，平第一肋间隙，距前正中线6寸。

按摩方法：用中指按住中府穴保持不动，30秒后向外揉大约2分钟。

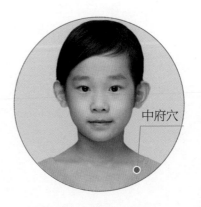

中府穴

天突穴，化痰止咳效果好

空气干燥时，许多人都会感到嗓子发痒、咳嗽不止、体内有痰，吃药效果不理想，输液又好像没必要。《医学三字经》中提到："咳嗽不止于肺，而亦不离于肺也。"若想根治咳嗽，还要从肺部开始调理。

平时我们只要保养好肺部，远离外邪燥热与污染，就能避免呼吸道疾病的纠缠。若咳嗽不止，可以多按摩天突穴这个养生穴位，它能起到化痰止咳的作用。平时也可以按摩天突穴，能起到很好的预防作用。天突穴又称玉户穴，为人体任脉上的主要穴道之一。它上连咽喉，下通于肺。正因为天突穴位于肺系之咽喉要道，所以按摩天突穴可以起到宣肺气、利气道、化痰浊、止咳平喘的作用。除此之外，咽喉肿痛、声音嘶哑、食管痉挛、打嗝儿、呕吐，也可以通过按摩天突穴得到有效调治。

天突穴

穴位定位：在颈部前正中线上，胸骨上窝中央。

按摩方法：用指尖点按天突穴，沿着胸骨柄的后缘向下逐渐点按，保持1分钟。

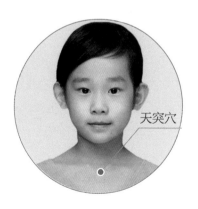

天突穴

呼吸不畅找风门穴，防哮喘、止疼痛

哮喘大多是由风寒或风热之邪引起的。进入秋季后，气温开始下降，中医认为这是自然界"阳气衰减"之时，人体也会阳气渐衰、肺气较弱，抵抗力比较弱，一旦受到寒气的刺激，哮喘就会发作。哮喘的发作还与接触某些过敏原有关，如灰尘、花粉及鱼、虾等，也可因细菌或病毒感染产生过敏反应，从而引起支气管痉挛而发病。我们平时应远离过敏原，做好保暖工作，还可以通过按摩风门穴来止咳平喘，防止哮喘发作，或缓解哮喘发作后的症状，减轻患儿痛苦。

《会元针灸学》中提到："风门者，风所出入之门也。"意思是说，风门穴为风邪出入之门户，是祛风最常用的穴位之一。如果出现了伤风、咳嗽、发热、头痛、颈椎痛等症状，同样可以按摩风门穴，能有效缓解病情。

风门穴

穴位定位： 在背部第二胸椎棘突下，两侧旁开1.5寸处。

按摩方法： 以食指与中指指腹为发力点，按压风门穴，按压1~3分钟。

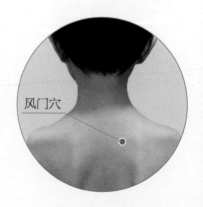

风门穴

列缺穴，止咳平喘通肺经

列缺穴位于肺经上。肺主一身之气、兼朝百脉，肺气为"脉气所发"之经，体内的宗气都要通过肺的宣发与肃降运行于全身。列缺穴是宣降肺气的重要穴位之一。

列，通"裂"，是分裂的意思；缺，指缺口。"列缺"一词既描述了列缺穴的形态，也体现了其功效，可谓形象生动。

列缺穴作为肺经中的"络"穴，属肺络大肠，起着沟通手太阴与手阳明两经的作用。它能将体内的浊气和代谢下来的糟粕通达于下，保持肺气的清肃通畅。因而列缺穴不仅能调动全身的气血，还能止咳平喘、宣降肺气，可以治疗伤风咳嗽、鼻塞流涕、痰饮气喘、胸闷胀满等病症。

肺气虚弱、容易感冒的人可定期按摩列缺穴，以增强身体的免疫力和抗病能力。

列缺穴

穴位定位： 两手虎口自然平直交叉，一只手食指按在另一只手桡骨茎突上，指尖下凹陷处即是。

按摩方法： 按摩时，手轻握成拳，拳心向上，轻轻放在桌子上，用大拇指按压列缺穴，以有酸胀感为度，持续3~4分钟。

列缺穴

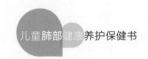

按摩合谷穴，补足肺气防阴虚

中医上常说的肺阴虚主要是指阴液不足而不能润肺，从而导致干咳、痰少、咽干、口燥、手足心热、盗汗、便秘等一系列生活中常见的问题。虽然合谷穴不是肺经上的穴位，但按揉该穴可以很好地防治肺阴虚。

很多人，尤其是小孩和中老年人，经常会感到胸闷气短，多咳多痰，经常出虚汗，睡觉时也出很多汗，还特别容易感冒，常常高热，或者外热内寒，或者上热下寒，这些症状都是肺阴亏损的表现。经常按摩合谷穴能贯通气血，促使阳气升发，扶正祛邪，增强人体免疫力。同时肺与大肠相表里，肺主气属卫，外合皮毛，点按合谷穴能开发腠理、宣肺通窍、清泄肺热，从而加强解表发汗的清热作用，故可在感冒的预防和治疗方面起到良好的作用。

合谷穴

穴位定位：在虎口，并拢拇指时肌肉隆起处。

按摩方法：以拇指与食指两指指腹施力，按压合谷穴，按压1~3分钟。

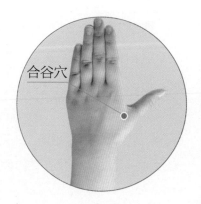

合谷穴

调理虚喘，就按肺俞穴

肺俞穴是足太阳经背部的腧穴，俞同"腧"，因其内应于肺，是肺气转输、输注之处，为治疗肺部疾病的重要腧穴，所以称为肺俞穴。《针灸资生经》中提到，肺俞穴治疗"喘与哮"。当脏腑发生病变时，经常会在其相应的腧穴出现异常现象，如压痛、敏感、硬结等，因此，肺俞穴为诊断肺部疾病的反应点。

如果出现呼吸困难、短气喘促、呼多吸少等虚喘症状，可以按摩肺俞穴，往往只要按摩数分钟，就可以得到很好的缓解。经常按摩肺俞穴还能增强肺的疏散功能，故此穴也可用于治疗肺气不足、肺肾两虚、肺脾俱虚的虚喘等病症。

肺俞穴

穴位定位：在背部第三胸椎棘突下，两侧旁开1.5寸处。

按摩方法：用手指指腹按压肺俞穴，以有酸痛感为宜，按压1~3分钟。

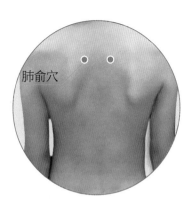

肺俞穴

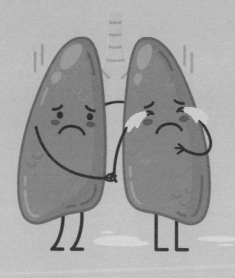

第**4**章

养成生活好习惯，●———→
给肺部一个良好的环境

孩子生病是让全家人都揪心的一件事。孩子的健康成长来自家长全方位的悉心呵护，要想让孩子少生病，家长就要在提升孩子抵抗力上多下功夫，从饮食原则、运动养肺、远离吸烟环境、远离装修污染等方面入手，给孩子的肺部提供一个良好的环境，孩子自然少生病。

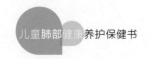

遵守饮食原则，
养护孩子娇嫩的肺

平衡膳食很重要，过食易伤肺

有的家长总是担心孩子吃不饱、营养不够，于是便在餐桌上一个劲儿地往孩子碗里夹菜添饭，即使孩子表示"不想吃了"，家长也会觉得"多吃点长得好"而诱哄孩子多吃几口。殊不知，吃得过饱反而对孩子的健康不利。

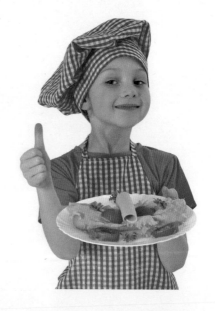

《黄帝内经》中提到"少食补气"，少食即吃得要少；古代中医认为，"凡食过则结积聚""饮食自倍，肠胃乃伤"。饮食有节，不偏食，不挑食，不暴饮暴食，不仅是养脾胃的要求，也是养肺的要求。人体水液代谢的平衡、气的生成，都有赖于脾肺的共同作用。如果长期饮食过量，或暴饮暴食，超过了脾胃的受纳运化能力，就会导致脾胃被超负荷利用而无法得到保养，进而损伤脾气，使脾运化饮食、水湿及化生气血的功能减退，最终导致肺气不足，痰湿瘀滞，感冒、咳嗽就会找上门来。

要养护孩子娇嫩的肺，家长要从以下方面坚持让孩子有节制地饮食，并做到营养均衡。

- 让孩子吃的食物量要少于家长自己设定的量，如果孩子明确表示食物不够的话，再适量添加食物。
- 让孩子细嚼慢咽，这有利于孩子对食物中营养的吸收。
- 当孩子开始不专心吃饭，或说"不要"的时候，应拿走食物，不要强迫孩子多吃。
- 做到平衡膳食。主食、畜肉类、鱼禽蛋奶、各种蔬菜合理搭配，保持营养均衡。

养肺要保持大便通畅

中医认为肺与大肠相表里，若大肠传导功能正常，则肺气就能正常宣降；若大肠传导功能失常，大便秘结，则肺气壅闭，气逆不降，容易引发咳嗽、气喘、胸闷等病症。因此，保持大便通畅是养肺的一个秘诀，能够帮助肺气保持宣通。

为保持大便通畅，要注意饮食，多吃富含膳食纤维的蔬菜、水果，少吃辛辣刺激食物，多喝水，尤其是出汗后要及时补充水分。另外，还要鼓励孩子多参加户外活动，很多时候运动的通便效果比吃药的效果要好。

补充足够的水分能养肺

孩子日常养肺的关键就是多喝水，尤其是在秋冬干燥季节，孩子的身体很容易缺水。肺特别喜欢湿润的环境，所以为了让孩子有一个更加健康、有活力的肺，家长一定要多给孩子的身体补充水分。

给孩子的身体补充水分的方式有很多。第一就是多喝水，保持咽喉部和

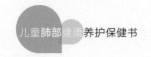

呼吸道的正常湿润度，防止燥邪侵入。

第二是在孩子的饮食上注意滋阴润肺，不妨让孩子多吃一些水果、蔬菜，不仅能够补充孩子成长所需的维生素和矿物质，增强孩子的抵抗力，还能够滋阴润燥、生津止渴，对肺起到一定的养护作用。尤其是婴幼儿的消化系统还不是很完善，我们可以将甘蔗、石榴等水果榨成汁给孩子饮用，对口干舌燥、大便干燥、肺热咳嗽的孩子特别有利。

除了通过直接摄入的方式给孩子补水之外，还可以让孩子直接从呼吸道"摄"入水分。例如，可以将热水倒入杯子里，湿度适宜时让孩子的鼻孔对准杯子，将水蒸气吸入呼吸道，再进入肺部，这样也可以滋润呼吸道黏膜及肺。

白色食物润肺，孩子常吃肺气足

在中医理论中，青、赤、黄、白、黑五色分别代表五行中的木、火、土、金、水，而五行又对应五脏，其中白色在五行中属金，对应肺，偏重于益气行气。白色食物能润肺，大多数白色食物（如牛奶、大米、面粉、鸡肉、鱼肉等）所含的蛋白质、维生素等营养物质比较丰富，经常食用既能消除疲劳，又可促进疾病的康复。而且，白色肉类的脂肪含量要比红色肉类的脂肪含量低得多，进食白色肉类是十分科学的饮食方式。

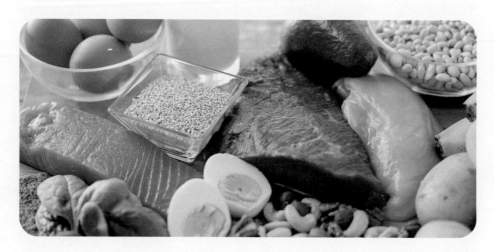

同时，白色食物中还含有纤维素及抗氧化物质，具有提高免疫力及预防溃疡、胃癌的作用，还能保护心脏。白色食物中的米、面富含糖类，是人体维持正常生命活动不可或缺的能量之源。白色蔬果（如白萝卜、山药、雪莲果、梨等）富含膳食纤维，能够滋润肺部，提高免疫力；鸡肉、鸽子肉、鱼肉等富含优质蛋白；豆腐、牛奶等富含钙质；白果有滋阴、固肾、补肺之功效，适宜肺虚咳嗽者和体虚哮喘者；百合有补肺润肺的功效，非常适宜有肺虚、干咳、久咳或痰中带血等病症的老年人食用。

伤肺的食物最好不吃

肺是一个很娇嫩的器官，很容易受到外来有害物质的侵害。而这里说的外来有害物质不仅包括每一次呼吸吸入的粉尘、油烟、雾霾等，还包括每日摄入的食物。养肺饮食应该以养阴为主，要多吃雪梨、甘蔗、银耳、猪肺、蜂蜜、鸭肉等滋阴润燥的食物，同时最好不吃容易伤肺的食物。

● 油腻食物

我们的肺就像一个气体交换机，吸入外界新鲜的空气，从而将体内的浊气排出体外。同时，气管和支气管黏膜上皮细胞还能分泌液体包裹粉尘和微生物，并将其排出体外。而大量进食猪油、奶油、烧烤等油腻食物，会使呼吸道分泌的痰量增加。大量的油脂黏附在食管、咽喉部位，会阻隔痰的有效排出，造成咳痰不畅，长此以往就会给我们的肺部健康埋下隐患。那些患有肺炎、肺气肿及慢性支气管炎的患者，本身就有咳嗽、痰多、气短等症状，如果经常进食油腻食物，更会造成痰多难排、咳嗽难愈、气喘加剧等症状。

● 辛辣刺激的食物

辛辣刺激的食物也是养肺饮食中应该回避的。中医认为，食用过多的辣椒、辣油、辣味调料、生姜、芥末等辛辣刺激的食物和调味料易伤肺气，损

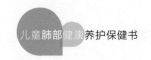

耗心阴，造成心肺气血亏损。肺气有亏损、肺部有病变的孩子一旦食用了辛辣刺激的食物，咳嗽、胸闷、气喘的症状则会更加严重。

● 冷饮

冷饮的甜美滋味、冰凉口感不管是对大人还是对孩子都有着极大的吸引力，有的家长禁不住孩子的软磨硬泡，经常给孩子买冷饮；有的家长贪凉，把整箱的冷饮买回家，这样极易导致孩子因贪食生冷食物而生病。

中医认为，多食生冷食物伤脾胃。孩子的胃肠机能发育尚不健全，十分娇嫩，胃肠道黏膜血管对寒冷刺激更敏感，过量吃冷饮极易引起孩子胃肠功能紊乱，使胃肠发生痉挛，从而出现胃痛、腹痛、腹泻等症状。

常吃冷饮也会影响孩子胃肠道对食物的消化、吸收功能，进而影响正常饮食。而冷饮所提供的营养成分与正常饮食所提供的营养成分相比少得可怜，长此以往，势必导致孩子营养不良、体质变弱。孩子过量进食冷饮还会使口腔及咽喉长期处于冷刺激状态，出现咽喉局部血管收缩，从而导致抵抗力下降。

当孩子想吃冷饮时，家长可以给孩子自制冷饮。许多瓜果都含有丰富的营养，不妨做成鲜榨饮料，在冰箱冷藏室放10分钟左右再给孩子饮用，既有些许凉意，又不会刺激孩子的脾胃。现在一年四季都有冷饮在售卖，家长为了孩子的健康，要抵挡住孩子的软磨硬泡，而且家长更要以身作则，给孩子树立好榜样。

● 咖啡和浓茶

成年人喝大量咖啡和浓茶都会增加心肺负担，更何况是孩子。家长要照料好孩子的饮食，不能让他们喝咖啡和浓茶。咖啡中的咖啡因以及浓茶中的茶碱都有松弛支气管平滑肌的作用，会使支气管处于舒张状态。经常饮用咖啡和浓茶对呼吸系统，尤其是对支气管和肺部有很大的影响。不仅如此，咖啡因和茶碱还会引起心跳加快、兴奋失眠，增加心肌耗氧量，是很不利于养护心肺的。

● 烟酒

要想保护好肺，就一定要忌烟酒。吸烟是导致肺部疾病的最大元凶，会使气管、支气管、肺泡及肺部毛细血管结构和功能发生改变，进而影响肺部的免疫力，增加患肺病甚至是肺癌的风险。烈酒则会引起心肺损伤，尤其是对心脏的损伤，饮用烈酒无疑会加速心脏疾病的发作。

● 大补之物

很多人在生病的时候特别喜欢大量进补，但是我们传统意义上所认为的大补之物（如人参、党参、麦冬等）并不适用于肺病患者，更不适合孩子，因为这类大补之物进入人体之后，会抑制机体的祛痰功能，以致加重病情。

肺与其他脏器不同，它与外界直接相连，人体接触到外界的秽物，多从口鼻而入，直接影响到肺，进而引发疾病，因此对肺的养护尤为重要。在日常饮食中应多摄入滋阴润肺、生津润燥的食物，对辛辣、油腻、生冷、鲜腥的食物应少吃，必要时甚至不吃，而对浓茶、咖啡、烈酒等最好敬而远之。

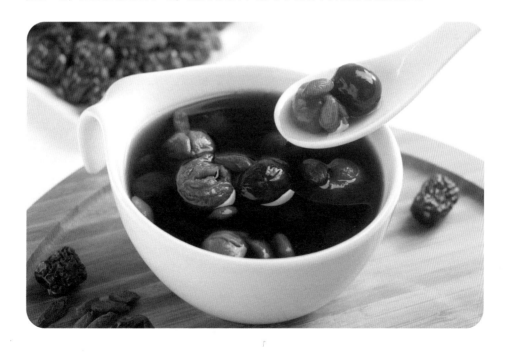

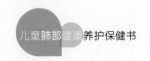

通过运动提升肺功能，
和孩子一起动起来

散步能提高心肺功能

有句俗话，即"人活一口气"，道出了呼吸系统健康的重要性。要想增强心肺功能，除了注意日常饮食之外，加强锻炼以增强体质也很重要。散步就是一项既简单又安全的运动，散步不仅能够强身健体，还有利于慢性疾病的防治。

看似随意的散步，其实是一种全身性的有氧运动。散步最先锻炼的就是腰和腿，能够促进全身的协调性和下肢的灵活性，还能够促进血液循环，加大肺活量，对肺功能有增强作用。

步速可控制在2～3千米/时，尽量放慢步速。也可以快慢交替进行，例如快走15分钟后再慢走半小时，具体情况要根据孩子的身体状况随时调节。若散步中出现了大汗淋漓或者上气不接下气的状况，说明运动过量了，应该及时调整，例如适当调慢步速或者休息一段时间。

散步时要抬头挺胸，保持双肩放松，手臂自然摆动。要选择一双舒适的软底运动鞋。散步时应该脚跟先着地，再慢慢过渡到前脚掌着地。

散步养肺应避免不良刺激，如吸烟、空气污染、油烟、异味等。另外，在空气污浊的城市里待久了，可去郊外散步，呼吸新鲜空气，这也是一种养肺的方式。因为郊外的空气中可吸入颗粒物少，负氧离子丰富，对肺的保健大有好处。不过，有过敏性鼻炎或哮喘的患者在郊游时要格外注意规避过敏原，最为简单有效的办法是戴口罩。

在散步的时候，可两只手旋转按摩腹部，走一步就按摩一圈，正反方向交替进行；也可以双手叉腰，倒退散步。这两种方式对胃肠功能紊乱的患者有益处，同时也能够在一定程度上防治腰腿痛。

慢跑让心肺更健康

一年之计在于春，一天之计在于晨，对我们娇嫩的肺来说亦是如此。一天中养肺的最佳时间是早上7点到9点，这个时段又被称为"早黄金"。在这个时段内，我们的肺功能最强，最好在这个时段进行慢跑等有氧运动，每天半小时，每周3次以上。

慢跑的速度自己掌握，强度则以边跑边与人说话不觉难受、不喘粗气为宜，体质弱的人可减量。慢跑的地点最好选择在公园，公园中绿色植物较多，它们在光照下进行光合作用，吸收空气中的二氧化碳，释放出氧气，这些氧气对肺是非常有好处的。

慢跑贵在坚持，其有利于保持良好的心肺功能，防止肺功能衰退。慢跑的时候一定要配合有节奏的深呼吸，一般以三步一呼、三步一吸为宜。而且不能只用鼻子呼吸，我们在跑步的时候，对氧的需求量会显著增加，如果不做深呼吸的话，吸入的氧气就满足不了人体的需求，这个时候我们身体的呼吸肌会自然地加强运动，加快呼吸频率，来提高肺的通气量，自然就会出现气喘的现象。长此以往，我们的呼吸肌还会产生疲劳，也会影响氧气的吸入，而用嘴巴呼气，可以将二氧化碳彻底排出，大大提高呼吸效率。

因此，我们在跑步的时候除了要掌握一定的呼吸节奏、保持深呼吸外，还要用嘴呼气来配合鼻子呼吸。用嘴呼气除了能够帮助减轻呼吸肌的压力之外，还能有助于将运动中产生的热量散发出去。之所以会有人说"跑步的时候不能用嘴呼吸，否则会呛着"，是因为如果天气寒冷，张大嘴巴呼吸的话，会使大量的冷空气通过口腔进入呼吸道，对呼吸道和肺产

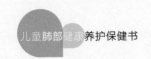

生刺激，从而有"被呛着"的感觉。

慢跑能够改善呼吸系统的功能，增加肺活量，口、鼻配合呼吸能增加人体的通气量和换气量，人在慢跑时肺能够获得的氧气量是安静地坐着时所获得氧气量的十几倍。

虽然我们鼓励大家最好每天都能慢跑半小时左右，但这是对经常锻炼、身体状况良好的人而言的。而那些不经常锻炼的人，或者有慢性呼吸系统疾病的患者，要根据自身的情况酌情减量，可以隔天跑一次，或者采用散步和跑步间隔进行的方式来锻炼，每次锻炼十几分钟即可。

游泳能提高心肺功能

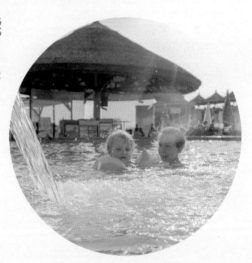

游泳是一种全身性运动，可提高孩子的心肺功能，尤其对于肥胖的孩子来说，如果让孩子坚持进行有规律的游泳训练，几个月的时间就能让孩子"脱胎换骨"，身体更健康。

游泳消耗的能量大

这是因为游泳时水的阻力远远大于在陆上运动时空气的阻力。同时，水的导热性大于空气的导热性，水温一般低于气温，这也有利于散热和热量的消耗。因此，游泳时消耗的能量较跑步等陆上运动大很多。

	对于需要减肥的孩子来说，在陆上进行减肥运动时，由于其体重大，身体（特别是下肢和腰部）要承受很大的重力负荷，因此运动能力降低，易疲劳，还有可能损伤下肢关节和骨骼，导致孩子对减肥运动的兴趣大打折扣。而游泳在水中进行，有相当一部分体重被水的浮力承受了，下肢和腰部会因此轻松许多，关节和骨骼损伤的危险性会大大降低。
避免下肢和腰部运动性损伤	
可享受天然的按摩服务	游泳时，水的浮力、阻力等会对人体进行按摩，起到促进血液循环的作用。

要想获得良好的锻炼效果，还需要有计划地进行锻炼：初练者可以先游3分钟，然后休息1~2分钟，再游2次，每次也是3分钟。如果可以轻松完成，就继续不间断地匀速游10分钟，再休息3分钟，一共进行3组。如果仍然感到很轻松，就可以开始每次游20分钟，直至增加到每次游30分钟。游泳消耗的体力比较大，最好隔一天一次，给孩子一个恢复的时间。

瑜伽"吐故纳新"，让心肺强壮

瑜伽能够通过体式的练习，充分舒展身体，尤其是胸腔和肺，再配合有节奏的深呼吸，让新鲜的空气不断地进入肺脏，血液中氧气充足了，肺也可以更好地祛除浊气，这样肺脏也就更加滋润了，从而减少了咳嗽、支气管炎等病症的发生。

要想通过瑜伽养肺，首先要学会胸式呼吸。取最舒服的坐姿，双手重叠放在胸骨上，让掌心贴着胸口。用鼻子深吸气，这个时候我们的双手会明显感觉到胸腔在慢慢地向外扩张、向上提升，此时我们可以将下颌慢慢往上提，以将胸腔打开得更彻底。然后慢慢地呼气，就会感受到胸腔在缓缓收回，下颌收回。重复以上动作。

学会胸式呼吸养肺

这套动作可以让胸腔充分舒展，增加胸腔的容积，使更多的新鲜空气进入肺部，促进肺部的血液循环，从而排出身体内的浊气。这套动作很简单，男女老少皆适用。不过要注意的是，做这套动作时，一定要找一个空气好的地方，不要把雾霾等污染物吸进肺中。

瑜伽养肺的动作有一个通用的要领，那就是将胸腔"打开到最大"，也就是尽量地扩展我们的胸腔。除了胸式呼吸之外，还可以尝试一下手臂上举式养肺。同样取一个舒服的坐姿，然后双手在胸前合掌，调整好身体状态和呼吸。这个时候缓缓吸气，慢慢将双手举过头顶，指尖朝天空的方向使劲伸展，直到腋下部位和胸部两侧有明显的被拉伸的感觉后，就可以慢慢地呼气还原了。

练习手臂上举式养肺

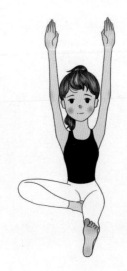

练习背部伸展前屈式养肺

这套动作有点像在体育课上做的坐位体前屈。首先平坐在地面上，双腿向前伸直，脚跟和脚趾并拢坐稳。保持脊柱、头部、颈部直立，双手自然垂放在身体两侧。开始时两臂向前伸直，与双腿平行，身体保持笔直，吸气，同时上身前倾，双手分别抓住两只脚的大脚趾。这个动作因人而异，如果实在抓不到脚趾，也不要勉强，可以尝试弯一点腰，不过一定要保持腿的平直。头部慢慢低下，到两个肩膀之间，将气呼出，保持10秒左右。手回放到大腿上，吸气，手掌沿着腿部慢慢收回，回到预备姿势，呼气。休息大约5秒后，再重复练习。

这套动作与之前两个动作相比，有一定的难度，所以每天练习次数不宜过多，如果一开始不能顺利完成这套动作的话，也不用急于求成，多练习才会受益。

瑜伽能够加速身体的新陈代谢，帮助脏腑排出毒素和废物，能让孩子更专注，还能够预防和治疗各种慢性呼吸系统疾病。不过，瑜伽是一项专业性很强的运动，不正确地练习很容易对身体造成一定的伤害，尤其对儿童来说，最好到专业的机构找专业的教练指w导练习。练习瑜伽一定要视身体的情况循序渐进，家长也不必急于求成，不要给孩子施加太大压力。

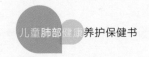
踮脚能让心肺功能变强

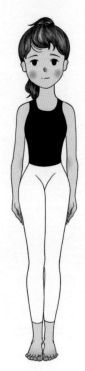

踮脚看似简单，其实也有一定的技巧和动作要领。首先将双脚并拢，用力抬起脚后跟，然后放松，再用力抬起脚后跟，再放松，如此重复30次左右。要想通过踮脚达到增强肺功能的效果，最好配合深呼吸。踮脚配合深呼吸，如腹式呼吸，能够促进血液流动，增强人体的基础代谢能力，进而提高心肺功能。深呼吸也可以增加血液的溶氧量，能够为肺提供所需的氧气。

踮脚这一保健方法，只要持之以恒，就会达到保健强身的效果。

踮脚配合腹式呼吸的动作要领如下。

第一，身体放松地坐在椅子上，然后用力将双脚踮起。同时深吸气，微微抬起头部，这时会感觉到腹部胀起，腹部充满空气。第二，呼气，同时慢慢低下头，把腹部的空气全部呼出体外，这时会感觉到腹部向内收缩。将这组动作重复20次左右，每天练习6～10次，坚持3个月后就会明显感到身体更加轻快了，呼吸也没有那么重了。

应该注意的是，如果是站立踮脚，脚跟落地时会轻微地振荡一下下肢和脊柱，这样有利于全身肌肉的放松，还能够促进全身的气血运行。当我们踮脚走路的时候，前脚掌内侧和大脚趾会起到支撑作用，此时既能按摩足底，又能增强心肺功能，改善人体的血液循环。

此外，也可以在每天清晨散步的时候踮脚走路，一次走十几分钟，中间走走停停，只要累了就休息一下。毕竟，强身健体不能太过心急，循序渐进的效果才是最好的。

踮脚走路时要保持背部挺直、前胸展开，脚后跟先离地，注意保持身体的整个重心在脚底的外侧，然后慢慢地将重心转移到前脚掌接近脚趾根部的地方。要注意身体保持放松，呼吸要有节奏，运动切不可过量，尤其是有关节炎症的患者，踮脚走路一定要适量。如果是重度骨质疏松患者，就不要踮脚走路了。

踮脚走路时要尽量在平地上进行，要穿舒适的软底运动鞋，注意防滑，一定不能在湿滑的地面上踮脚走路。

健身操让心肺强健有活力

瑜伽和健身操一静一动，养肺又美体。健身操将体操和舞蹈动作结合在一起，再配上优雅明快的音乐，既能增强体质，加强心肺功能，又能健美体形，增强身体的协调性和平衡性。

健身操属于中等强度的有氧运动，一般运动时间都比较长，全身能够得到很好的舒展，对增强心肺功能有一定的好处。

不过很多人在练习健身操的时候很盲目，不仅无法对身体起到保健作用，反而给身体造成了伤害。练习健身操的时候应该注意以下几点。

- 练习时一定要循序渐进。一开始练习时，时间最好不要太长，20 分钟左右就可以了。如果感觉身体倦累、呼吸不畅，最好慢慢停下来，或者做一下调整运动，调整好呼吸。练习几次以后，如果身体能够耐受更大强度的训练了，再一点一点地增加运动量。
- 练习前要做好准备工作。要先做好热身及适当的伸展运动，尤其是下肢的伸展运动。冬天天气比较冷，我们的身体很难在短时间内调整到正常状态，所以热身时间要稍微长一些。

- 运动后要及时更换衣物。一般来说，做健身操这种中等强度的有氧运动会大量出汗，做完后要及时更换被汗打湿的衣物，避免着凉。

- 家长要为孩子选择透气透汗的服装，鞋子也要选择能够减少足部和地面撞击造成震动的材质。

拉伸能有效调理心肺病症

心脏是人体的重要器官，它的作用就好比一个永不停止工作的泵，随着每次收缩，心脏将携带氧气和营养物质的血液经主动脉输送到全身，以供各组织细胞代谢所需。常做拉伸动作，能有效调理心肺病症。

- 预备时保持身体直立，两臂自然下垂，双脚分开，与肩同宽。

- 两臂伸直，从体前缓缓上举至与肩平，掌心向下，同时吸气。接着恢复初始状态呈预备式，同时呼气。重复做 8 次。

- 两臂屈肘于体侧，掌心朝上，右手向前伸出，掌心向下，再向外做平面画圈，同时右腿呈弓步，接着掌心逐渐朝上回到预备式。如此左右交替进行 10 次。

- 两臂由体侧举到头上，接着两手缓缓放于头顶百会穴，同时吸气，两手再由百会穴沿头经面部于身体前侧缓缓落下。反复进行 10 次，恢复至初始状态呈预备式。

- 左腿前跨呈弓步，右腿在后伸直，身体前倾，两臂向前伸直。接着身体向后倾，左腿伸直，右腿呈后弓步，两臂向后拉，两肘屈曲，像摇橹一样。反复做 8 次。接着换右腿前跨呈弓步，左腿在后伸直，重复做同样的摇橹动作。反复 8 次，恢复初始状态呈预备式。

- 上身向左侧屈，右臂上提，同时吸气，随后恢复初始时的呼气状态。接着上身向右侧屈，左臂上提，同时吸气，并恢复到初始时的呼气状态。交替进行 8 次。

- 两臂平举展开，左腿屈曲提起，接着两臂与左腿同时放松下落呈预备式。再将两臂平举展开，右腿屈曲提起，接着同时落下。交替进行 8 次，恢复初始状态呈预备式。

- 右足向前跨出一步，身体重心随之前移，左足尖踮起的同时两臂上举，掌心相对，展体吸气，接着恢复初始时的呼气状态。再将左足向前跨出一步，身体重心随之前移，右足尖踮起，同时两臂上举，掌心相对，展体吸气，随后恢复到初始时的呼气状态。交替进行 8 次，恢复初始状态呈预备式。

- 左右腿交替屈曲上抬，做原地高抬腿踏步。重复做 2 分钟后停止。

上下楼梯能增强心肺功能

上下楼梯对增强心肺功能颇有益处。居住在城市、无活动场所的人，可通过上下楼梯进行锻炼，开始时可只上一层楼梯，然后根据体力和呼吸功能的情况逐渐增加强度，间歇进行，每日 1～3 次。

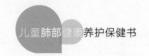

登山能给心肺来次舒服的 "SPA"

现在城市空气污染严重，单靠城市的那一点儿绿化草地所能净化的空气，对于养心健肺的功效很有限。而山中多是一些多年生长的绿树，而且数量较多，就像一个天然的氧吧。

登山有利于改善肺通气量，增加肺活量。肺活量大了，肺通气量改善了，肺自然就能获得更多的氧气，肺功能也会更加强大。登山不仅能改善呼吸系统功能，还能促进心脏收缩，改善血液循环。

登山除了能够锻炼身体、增强体质，还能放松精神。人们可以从空气中吸收更多的负氧离子，这不仅对肺有很好的养护作用，对神经系统也有良好的调节作用。人长时间蜗居在室内，大脑一直处在紧张状态，思路很容易被阻塞。到了户外，呼吸了新鲜空气，紧张的脑细胞得到放松，思路自然开阔。

登山时要注意保持匀速，不宜过快。上山的时候，将上身稍微前倾，这样会比较省力，而且对身体也好；下山的时候，将身体稍微向后倾斜，弯曲膝盖，这样会减少对关节的冲击。如果在爬山的过程中出现气喘或者缺氧的

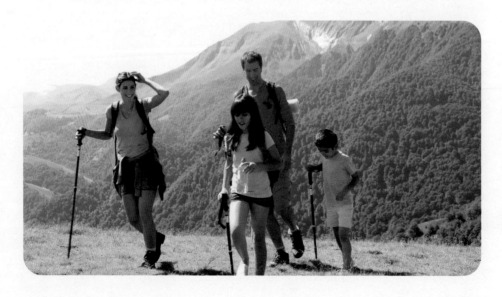

症状，不要逞强，应原地休息，做几个深呼吸来调整一下，调整好了之后再继续前行。上下山的过程中气温会有一定的变化，要注意增减衣物。

另外，爬山时最好带白开水，因为爬山时会大量出汗，适当补充水分是必需的。爬山后，应该多吃一些苹果、梨、牛奶等食物，既可补充能量，又能滋阴润燥。

骑车环保塑形还养肺

无论是在喧嚣的城市还是在宁静的村庄，都能在路上看到很多骑行者，越来越多的人选择骑车来娱悦身心、锻炼身体。骑车的确是一种强健体魄的好运动，能锻炼下肢肌力，增强全身耐力。骑车这项运动锻炼的是全身的关节和韧带，不仅能使髋部、膝盖和脚踝三处的肌肉受益，颈部、腰部、腹部、背部等部位的肌肉也会得到相应的锻炼。经常骑车对促进新陈代谢和血液循环有一定的益处，能够延缓机体衰老。

最重要的是，骑车还是一种能增强心肺功能的耐力性运动。骑车被认为是增强心肺功能的最佳工具，其实这也很好理解，骑车是一种有氧的耐力性运动，经常骑车的人的心肺储备能力强，心肺的输氧量充足，所以养出强健的心肺一点都不难。不仅如此，骑车的时候，腿部不停地上下运动，肌肉收缩的同时会一定程度地压迫血管，促进血液循环，对心肺组织也有一定的强化作用。

选择骑车这项运动应注意以下几点。

首先，天气很重要。骑车是一项增大呼吸强度的运动，如果选择在雾霾天骑车，无疑是增加了雾霾的吸入量，给呼吸道埋下安全隐患。

其次，骑车虽然对身体好，但也要适度，一定要量力而行，不要妄想一口吃成个胖子。要制订一个合理的骑车计划，不一定非要达到自己的最大负荷，让自己精疲力竭，只要适度就可以了，强度可以慢慢增加。

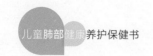

刚开始骑车时，要注意不能保持一个姿势太久。医学上有一种病症叫"腕尺管综合征"，通常表现为双手麻木无力，而这个症状在长时间骑车的人群中比较常见。因此，骑行者应每隔一小时停下来活动一下全身，不要保持一个姿势不动。

最后，要及时补充水分。如果选择在炎炎夏日去骑车，要注意水分的补充，若感觉身体不适，要及时到阴凉处休息。

对孩子来说，经常去户外骑车，不仅能够强身健体，还能够放松身心、舒缓学习压力，促进大脑发育。

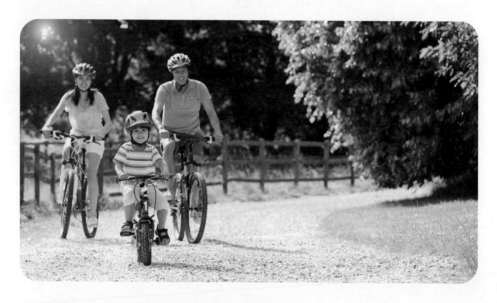

练习太极拳让呼吸更顺畅

太极拳是一项老少皆宜的有氧运动。在我国，太极拳历史悠久，综合了传统导引（导，即导气令和；引，即引体令柔）和吐纳的方法，讲究"练气、练身、练意"，能够"调心、调气、调身"。练习太极拳能使人心神安宁、内外放松、以心行气、以气运身、神形合一、意气相依。在练习太极拳的过程中，人的身体通过呼吸和动作相互配合，对内脏起到按摩的作用，可以增强抵抗力。

练习太极拳讲究的是内外兼修，以心行气、以气运身，也就是说，太极拳讲究练气，一身之气协调，则百病不得上身。而肺主一身之气，因此练习太极拳可以增强心肺功能。在练习太极拳的时候要保持呼吸自然沉实，通过深、细、长、缓、匀的腹式呼吸法，来增加胸腔的容气量，并保持呼吸的频率，从而确保气体能够充分交换，保证心肺的需氧量。

有研究发现，练习太极拳的呼吸系统疾病患者，其心肺功能得到了明显改善。练习太极拳不仅能够改善患者说话和运动时呼吸困难的症状，而且还能够增强运动耐受力，避免患者出现负面情绪。更加值得注意的是，在休息状态和打太极拳时人的肺功能与运动耐受力的差异并不是很大，也就是说，太极拳是一种舒缓运动。

众所周知，肺是气体交换的场所。长期练习太极拳能够明显增加肺活量，提高肺泡与毛细血管的工作效率，对呼吸有很好的促进作用。经过长期锻炼，可使呼吸频率降低，有效地缓解气喘的症状，对防治慢性肺气肿及其他各种慢性肺部病变都有一定的益处。

一般来说，太极拳采用的是腹式呼吸，而腹式呼吸能够加快血液循环，增加氧气的供给量，特别有益于心肺功能的改善。腹式呼吸最大的特点就是能够扩大膈肌（位于胸腹腔之间的扁薄阔肌）的活动范围，这对肺功能的改善大有好处。

总之，练习太极拳可调节人体经脉气血运行，能够活血化瘀、补肺益气，还能够通过调节阴阳来增强人体正气，提高人体的抵抗力和身体脏器的承受能力，以达到预防和治疗疾病的目的。

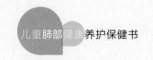

捶背摩鼻搓喉咙，
预防呼吸道疾病

　　研究发现，经常按摩可以促进体内血液循环，提高免疫力，防止因环境污染而产生的肺部病变。而按摩与肺相关联的身体部位，不仅能预防各种呼吸道疾病，还能养肺护肺，提高肺动力，从而很好地呵护我们的肺部。

捶背

　　背部有人体全部的背俞穴，还是各个脏腑的反射区，是内外环境的通道，也是最易受到外邪侵袭的部位。捶背可以刺激背部组织与穴位，再通过神经系统和经络传导，促进气血运行和血脉流畅，滋养肺部，从而达到强身健体的目的。捶背可自己捶打或请别人帮忙捶打。

　　①自己捶打：双手握拳到背后，身体微前倾，从上到下沿着脊背轻轻捶打。

　　②请别人帮助捶打：捶者手呈半握拳状，用掌根、掌侧拍打或叩击背部，动作要协调，力量要均匀、柔和，以能耐受并感到舒适为度。

　　③捶背的速度以每分钟60~100次为宜，每次10~15分钟，每日1~2次。

按摩鼻子

　　鼻子相当于身体中的一个门，控制着气体的进出。肺部与胸腔内是否有足够新鲜的空气，主要取决于鼻子是否通畅。很多人感冒时容易鼻塞，而这时如果按摩一下鼻翼，就会感觉舒服很多。经常按摩鼻子能够促进鼻腔血液循环，增强机体抗病能力，防止外邪入侵五脏。

①将双手拇指外侧相互摩擦，直至感觉微热为止。

②用双手拇指沿鼻梁、鼻翼两侧，上下按摩30次，然后按摩鼻翼外缘的中点迎香穴20次，一定要注意用力均匀。

这个方法对肺气较弱、容易感冒或鼻塞的人很有帮助，如果能经常这样按摩鼻子，不仅可以缓解鼻塞、流涕的症状，还能降低呼吸系统疾病的发病率。

按摩喉咙

喉咙的下面连接着气管，是气息进出的通道。对于容易患呼吸道疾病的孩子，平时家长可以将手心摩擦至温热，沿顺时针方向轻轻按摩孩子的喉咙，也可以教孩子自己按摩。坚持一段时间，可以明显缓解呼吸道症状。

①正坐，仰头，将颈部伸直。

②拇指与其他四指张开，虎口对准咽喉，沿着咽喉处轻轻向下按摩，直至胸部。双手交替按摩50次，每天2次。

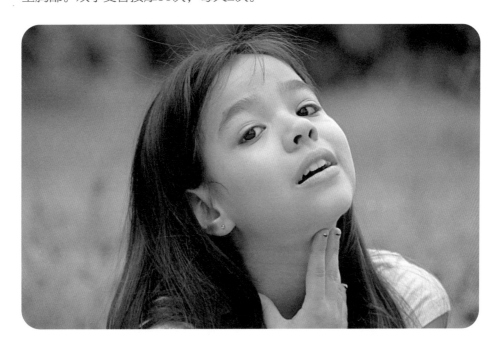

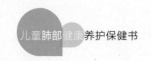

正确呼吸**改善心肺功能**

肺活量是指在不限时间的情况下，一次最大吸气后再尽最大能力所呼出的气体量，这代表肺一次最大的机能活动量。下面介绍几种有利于健康的呼吸方法，若经常练习，可使肺部得到锻炼，有助于保持呼吸道通畅，提升肺活量，从而向血液提供更多的氧气，使精力更加充沛。

腹式呼吸法

放松身体，鼻孔慢慢吸气，横膈下降，将空气吸入腹部，手能感觉到腹部越抬越高，将空气压入肺部底层。吐气时，慢慢收缩腹部肌肉，横膈上升，将空气排出肺部，吐气的时间是吸气时间的1倍。这种呼吸方式能够增加肺容量，尤其有利于慢阻肺和肺气肿患者健康的恢复。

蒲公英呼吸法

呼气时像吹口哨一样慢慢"吹"出，轻轻地吹气，就好像在吹蒲公英，嘴不停地短促呼气直到将空气全部呼出，目的是让空气在肺里停留的时间长一些，让肺部气体交换更充分。支气管炎患者可常做此项练习。重复练习8~12次，然后正常呼吸。这是一个柔和的呼吸方法，有助于加强个人对呼吸的控制，可有效镇静安神。

经络呼吸法

取坐姿，将右手食指和中指按在眉心上，大拇指按紧右鼻孔，只用左鼻孔深长、缓慢地进行5次完全呼吸，仔细体会气体在身体内的运行。右手大拇指松开，以无名指按紧左鼻孔，用右鼻孔深长、缓慢地进行5次完全呼吸。这是一个回合，重复练习3~5个回合。练习时不能屏息，初期练习时自然呼吸，不要刻意延长呼吸时间，保持吸气与呼气的时间比例为1：1。坚持练习3个月以上，呼吸技巧较为熟练后，可将吸气与呼气的时间比例调整为1：2，并保持这个比例不变。儿童与老年人只宜保持1：1的吸气与呼气的时间比例。

运动呼吸法

在行走或慢跑时主动加大呼吸量，慢吸快呼，慢吸时将胸廓慢慢拉大，而呼出时速度要快。每次锻炼不要少于20次，每天可进行若干次。

另外，也可直接用吸入水蒸气的办法使肺得到滋润。方法很简单：将热水倒入杯中，待温度适宜用鼻子对准杯口吸入水蒸气，每次10分钟左右，早晚各1次。需要注意的是，气管炎患者不宜使用此方法。

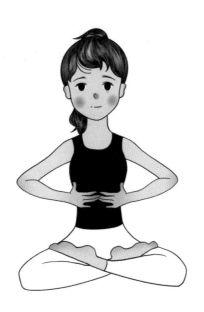

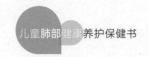

带孩子亲近大自然，
多去 "天然氧吧"

城市里的空气污染会严重伤害孩子的肺

现在的孩子虽然吃得好、穿得好，还有各种各样的新潮玩具，却很难享受到最基本的资源，如蓝天、新鲜空气等。如今患哮喘的孩子越来越多，与空气质量差有很大关系。孩子的肺本来就娇弱，长期受污浊空气的刺激，很容易出现呼吸系统疾病。

除了空气污染外，还有一个特别大的问题，就是空调的使用。因为温室效应，夏季气温越来越高，基本家家都开空调。待在空调房里，冷风一吹，感觉确实凉爽，但身体不一定受得了，尤其是孩子，阳气很容易受损。本来到了夏天，人们需要通过出汗来散热，但是一吹空调，汗排不出来，水湿就会存停在身体内。肺主水，本来肺是要把水通过汗疏泄出去的，现在却被冷风强行堵了回来，于是肺就要消耗更多阳气去做这件事，阳气受损，就更无法运化水湿，造成水湿内停，水湿易化成痰，引发咳嗽、咳痰等症状。

因此，建议家长在周末带孩子去郊区玩一玩，爬爬山，让孩子多呼吸新鲜空气，多出一出汗，把体内的湿邪排一排。如果怕孩子被晒伤，可提前做好防晒工作。郊游也会让孩子开阔眼界，多认识一些花鸟鱼虫，孩子的心情也会变得非常好，对身心发展都有好处。

留意空气质量指数，保护肺部健康

肺司呼吸，人的一呼一吸都要依靠肺来完成，它具有吸入自然界清气、呼出体内浊气的重要功能。然而如今时有空气污染的情况发生，在肺与外界进行气体交换的过程中，空气中的灰尘、病原体、细菌等有害物质也随之侵入肺。

在某些雾霾严重的城市，人们所呼吸的每一口空气都可能飘浮着各种有害微粒。当这些有害物质进入人体后，轻则刺激呼吸道黏膜诱发炎症，重则诱发慢性支气管炎、肺气肿等疾病。人们甚至调侃道："古人出门看黄历，今人出门看指数。"

所谓的"指数"就是空气质量指数，它能直观地告诉我们空气质量如何。因此，经常留意空气质量指数对我们的生活和出行都有非常重要的"指标性"意义。我国空气质量指数分为以下几级。

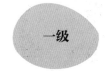

一级

0~50，空气质量状况优，令人满意，基本无空气污染，适合正常外出活动。

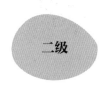

二级

51~100，空气质量状况良，某些污染物可能对少数易敏感人群的健康有影响，体质敏感人群应减少户外活动。平时可多吃一些具有润喉清肺功能的水果，如柚子、梨、杨桃、无花果等。

三级

101～200，空气质量状况属于轻度污染，儿童、老年人及心脏病患者、呼吸系统疾病患者应减少长时间、高强度的户外活动。平时可以多喝一些具有润肺排毒作用的花果茶，如将橄榄与乌龙茶放在一起泡水饮用，不仅可以提神醒脑，还可以帮助人体抵抗被污染的空气对肺的侵害，减少有害物质在肠道内的堆积。

四级

201～300，空气质量状况属于中度污染，可对健康人群的心脏、呼吸系统产生负面影响。建议儿童、老年人和心脏病患者、肺病患者暂停户外活动，健康人应适当减少户外活动。哮喘患者和鼻炎患者应多吃金针菇，因为金针菇菌杆中含有一种蛋白，能缓解哮喘、鼻炎等症状，还可以提高人体免疫力，帮助抵御被污染的空气的侵害。

五级

空气污染指数大于300，空气质量状况属于重度污染，人们应尽可能避免户外活动，如有条件，最好在房间中安装空气净化器。如果不得不出门，最好佩戴微尘过滤效果较佳的N95型口罩，另外，适量抹点隔离霜，让肌肤与空气中的有害物质隔绝开来。外出归来后应第一时间用温水清洁面部、口鼻，并漱口。

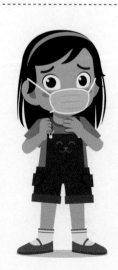

孩子健康成长需要愉快的心情，
悲伤过度伤肺气

中医认为，肺 "主气"。这里的 "气" 有两个概念：一是肺主呼吸之气，即吸入大自然中的空气，呼出人体内的废气；二是肺主全身之气，即肺将吸入的新鲜空气供应给全身各个脏腑器官，从而保持全身活动充沛有力。当肺为悲伤的情绪所伤，就会出现呼吸之气与全身之气两个方面的变化。

例如，当一个人因悲伤而哭泣不止时，这个人往往会呼吸加快。我们常说一个小孩子哭得 "上气不接下气"，就是因悲伤而伤肺。而肺气损伤则需要更多空气的补充，故表现为呼吸加快，也就是摄气过程的加快。从症状来看，悲伤肺导致的主要症状是气短、咳嗽、全身乏力、怕冷、容易感冒，中医称之为 "肺气虚"。

闷闷不乐的孩子爱感冒

在五脏与七情的对应关系中，悲为肺志，悲伤情绪对肺的刺激非常大，会使肺气不断被消耗。我们可能都有过这样的经历，大哭一场之后，会感觉浑身没力气，似乎动也动不了，只想睡一觉。这就是肺气耗散的结果。

很多家长都不重视孩子的心理健康问题，对孩子的喜怒哀乐不甚了解，以致孩子病了也不能找到病根。悲伤情绪不

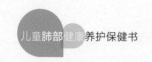
断消耗肺气，肺主呼吸的功能就会减弱，从而造成肺卫不固，容易受到外邪的侵袭，于是感冒、咳嗽、咳痰、哮喘等病症就都来了。

从中医的角度讲，悲伤情绪会影响肺的呼吸和防卫功能，严重的会导致肺炎；从西医的角度讲，悲伤情绪会影响人体内很多激素、神经递质的分泌，影响免疫功能，造成机体抵抗力下降，当有细菌、病毒来袭时，身体就会抵挡不住。

俗话说"笑能宣肺"，对呼吸系统来说，肺容量越大越好。大笑能够使肺扩张，增加肺内气体容量。不仅如此，人在大笑的时候还会不自觉地深呼吸，这样呼吸容量就又大了一些。我们的身体，尤其是肺，吸收了更多的氧气，氧气融入血液，流遍全身，对全身细胞尤其是肺功能的改善很有帮助。因此，家长要时常关注孩子，让他开怀大笑，这样有助于保养肺部。

与孩子做朋友，让孩子开心起来

在人们的印象中，孩子总是无忧无虑的，好像没有烦心事。其实还真不是这样，孩子虽然年龄小，但也有自己的情感世界，也会有悲伤情绪。

很多家长对孩子的物质生活特别关心，每天少吃一口饭、少穿一件衣服，家长都要斤斤计较，但对于孩子的精神状态却不是很关注。有的家长会问问孩子在学校、幼儿园的生活，但一般也只是听听，不往心里去，或者只关心与学习有关的事，其他的都不太上心。而有的家长则因为工作忙，甚至不怎么和孩子交流，孩子一天过得怎么样，根本就不知道。被家长忽视的孩子，怎么可能健康快乐地成长呢？

其实，孩子在成长过程中，总会遇到一些挫折、困难，孩子的心情也难免受到影响，这不是什么大事，也不是什么坏事，关键在于，家长要及时、正确地引导孩子，让孩子从眼前的困难中走出来，消除不良情绪。这样，孩子不但能在挫折中吸取经验教训，不断成长，心理上也会越来越健康。

培养孩子拥有适合自己的爱好，
对心肺健康大有好处

　　现在的孩子，小小年纪就被困在课堂上和补习班里，而且这些补习班大多是家长硬要孩子去上的，其实这也可以理解，毕竟社会竞争激烈，升学压力大，哪个家长都不希望自家孩子落后。但是，如果家长在培养孩子的过程中一直带着如此强烈的功利色彩，孩子的逆反心理可能会越来越强烈。

　　其实，无论是音乐、美术还是体育，都是非常好的兴趣爱好，都益于孩子的身心健康。但是有很多孩子很厌恶上钢琴班、素描班，这主要是因为家长引导的方式不正确。如果孩子的音乐天赋欠佳，家长却硬逼着孩子学琴，孩子感觉枯燥无味，当然很痛苦，不乐意去学。家长应该因势利导，平时多给孩子听一些比较高雅的音乐、歌曲，如果孩子表现出比较强的音乐领悟力，再进一步培养，让他学习乐器也未尝不可；如果孩子对音乐的兴趣不大，就让孩子听听歌，放松放松，也是非常有益的。

　　中医认为，五音（宫、商、角、徵、羽）是与五脏相对应的，好的音乐不

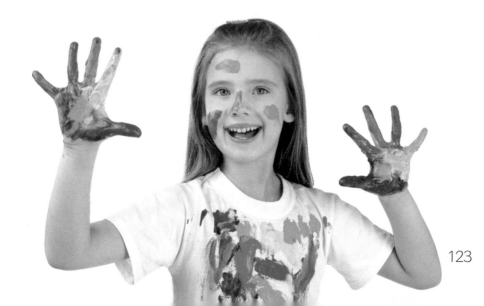

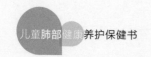

仅能够娱悦心灵，对脏腑也大有好处。其中，高亢雄伟的商音与肺相对应，平时多给孩子听一些雄壮有力的曲目，对宣通肺气十分有好处。

此外，孩子天生喜欢涂涂抹抹，如果不是与升学、考级联系在一起，相信很多孩子都喜欢拿起画笔，画一画心中的美好世界。美术对孩子的性格培养也非常有好处，因为画画需要耐心，而孩子为了完成心爱的画作，自然就会更加专注、细致，久而久之，心态会变得更加平和。对于心事比较重、总是闷闷不乐的孩子，可以鼓励他们画一画水彩画，五颜六色的画面会让人心情愉悦，也能转移孩子对不良事件的注意力。孩子心情愉悦，肺气通了，肺功能自然就增强了，抵抗力也就提高了，就不容易感冒、咳嗽了。

体育对孩子身心健康的好处不用多说。孩子就应该跑跑跳跳着长大，而不要整天把他们困在屋子里。建议家长和孩子一起运动起来，跑步、打球、跳绳都是非常好的运动方式。坚持下来，不仅孩子的身体壮实了，而且对家长的身体也很有好处。

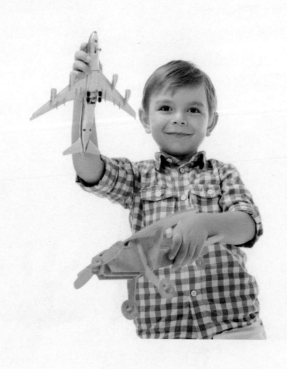

家居装修污染很**伤肺**

随着社会的发展，我们的居住条件正日益改善，家居装修也变得越来越考究，但人们在进行家居装修的时候，所用的材料或多或少都会对居住环境造成一定的污染。

装修材料通常含有甲醛、苯、氨等有害物质。在装修完成后的前6个月，各种建筑材料、装饰材料所释放的甲醛等有害物质难以被完全排出，一旦被人体吸入，将会直接影响呼吸系统，让肺部遭受严重的损伤。

装修材料所含的有毒物质中，属甲醛最伤肺，它是一种无色且具有强烈刺激性的气体，密度比空气大，易沉淀，即便开窗通风，也很难完全清除。甲醛会对人的眼、鼻产生刺激，吸入甲醛会引起呼吸道疾病和神经系统疾病，产生恶心呕吐、鼻咽不适、胸闷气喘等症状，严重时还会引发头痛、肺炎、鼻癌、咽喉癌、皮肤癌和白血病等疾病。

装修材料所含的有毒物质之一——苯，是被世界卫生组织确定的强烈致癌物质。人一旦长期吸入苯，会引起白血病和再生障碍性贫血，如果短时间大量吸入苯，将造成急性中毒，产生头痛头晕、神志模糊、血压下降等症状，严重时会因呼吸中枢麻痹而死亡。

除了甲醛与苯之外，氨也是一种会对人体健康造成严重损伤的有害物质。它无色且具有强烈刺激性臭味，通常以气体形式被吸入人体，并进入肺泡内，与血红蛋白结合，破坏其运氧功能，对人体的上呼吸道有刺激和腐蚀作用，严重削弱人体对疾病的抵抗力。人吸入氨后，会出现鼻炎、咽炎、咳嗽、痰内有血等症状，严重时还会出现咯血、肺水肿等病症。

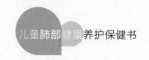

让孩子远离被动吸烟

在香烟的外包装盒上，我们经常可以看到"吸烟有害健康"的字样。吸烟者大多知道吸烟不好，会影响身体健康，却不知道具体有哪些危害，因而戒烟的决心和成果都很一般。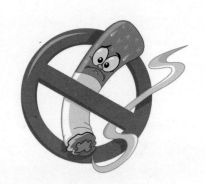

烟草燃烧的烟雾中含有20多种化学物质，其中一氧化碳和焦油具有强烈刺激性，会损伤呼吸道，会削弱呼吸道的净化作用，同时损坏气管壁及肺泡，破坏呼吸系统。国内外大规模的研究发现，吸烟会引起非常多的疾病，如肺癌、心脏病、消化道肿瘤等，尤其是肺癌，吸烟者的发病率比不吸烟者高出很多倍，这说明吸烟与肺癌是相关的。另外，吸烟时间越长，肺癌发病率越高，及时戒烟后可以使发病率迅速降低，通常情况下吸烟者戒烟两年后的发病率就与不吸烟者一样了。有的人戒烟几年后肺部还是出现了问题，那是因为之前吸了太多的烟而早已导致身体受到损害，此时再戒烟已起不了太大作用，因此最好是在还未患上疾病的时候就开始戒烟，这样才能对肺起到最大的保护作用。

虽然吸烟不会必然导致肺病，但在临床上，每10个死于肺癌的患者中，有9个都是"资深"烟民。吸烟者不仅对自己的健康不负责任，还严重危害到他人的健康。以前人们认为只有直接吸烟是有害的，而现代研究表明，吸二手烟（也称被动吸烟）的危害等同于直接吸烟。不吸烟者和吸烟者一起生活或者工作，每天处在充满烟味的环境中达15分钟，持续1年以上，所受到的危害等同于吸烟者受到的危害。

不管是为了自己，还是为了家人，我们都应该减少吸烟量或戒烟，不要让自己的爱人、孩子成为二手烟吸入者，从而影响其身体健康。

课业压力大、长期疲劳，
会导致孩子肺阴不足

很多孩子迫于升学压力，经常熬夜学习，使身体得不到休息，再加上饮食偏辣、偏油腻、偏咸等，造成健康透支，身体处在亚健康状态，会经常感到腰膝酸软、疲劳乏力，生活质量严重下降。好不容易放假了，终于能够放松了，有的孩子又充分利用每一分钟甚至熬夜来吃喝玩乐。殊不知，肺部疾病和呼吸系统疾病最偏爱"夜猫子"。有研究显示，经常熬夜会降低人的免疫力，使人感染肺结核的概率增大。

长期处于疲劳的状态下，人体的免疫力也会跟着下降；大量消耗濡养肺的津液，也会使人体出现肺阴不足的症状。肺阴也称肺津，是水谷精微所化生，与肺气相互为用，为维持肺功能所必需。肺阴不足则肺失濡养，会出现宣降失职、虚热内生等临床表现，身体也就会相应出现各种问题。

如果肺阴不足，就会出现身体燥热、口干咽痛等症状，肺的健康状况也跟着下降，还很容易干咳，没有痰或痰少而黏，声音嘶哑。有些人觉得咳嗽没有什么大不了的，只是小病，随便吃点药或者干脆不吃药，扛一扛就过去了。吃了镇咳药后，表面上的症状得到了缓解，但肺部所受到的损伤并没有得到根本的治疗，从而为健康埋下了隐患。

有很多年轻的肺炎患者，究其原因，都是平时不注重养护肺，不重视感冒、咳嗽等小问题，从而留下了各种各样的病根，越拖越严重，最后发展成为肺炎，对肺部造成了损害。为了孩子的肺部健康，家长平时一定不要给孩子太大的压力，要让孩子注意保养身体，多给孩子吃润肺滋阴的食物，让孩子健康快乐地成长。

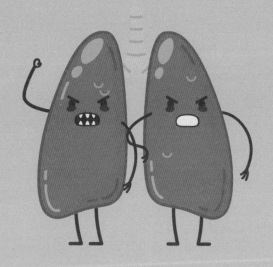

第**5**章

35种能帮助孩子 ●—→
养肺润肺的特效食物

肺主气、主宣降，所以补肺就是要帮助肺维护好它的功能，保持气机运行通畅。如果吃多了传统意义上的滋补食物，如牛肉、羊肉、龙眼等，不但不利于肺的健康，还会因为这些食材滋腻，阻碍气机的运行，使肺功能更弱。因此，一些具有宣肺润肺功能的食物就很适合摄入。这些食物一般性质平和，对肺有温和的保养作用。

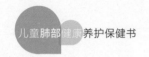

白萝卜

——润肺止咳

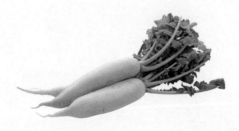

白萝卜性凉，味甘、辛，能除疾润肺、解毒生津、利尿通便。白萝卜富含芥子油、淀粉酶和粗纤维，具有促进消化、增强食欲、清热化痰、润肺止咳的作用。不过，因白萝卜性凉，所以阴盛偏寒体质者、脾胃虚寒者、胃溃疡患者、十二指肠溃疡患者、慢性胃炎患者不宜大量食用。

白萝卜皮虽然味道辛辣，但其中的含硫化合物等有效成分含量很高，应尽量保留食用。白萝卜与人参、西洋参药性相克，不可同食，以免药效相反，起不到补益作用。

白萝卜川贝猪肺汤

原料： 猪肺300克，白萝卜200克，姜片、南杏仁各20克，川贝15克，天门冬10克，盐、鸡粉各少许，料酒7毫升。

制作：

（1）将洗净去皮的白萝卜切成小丁。

（2）锅中注水烧开，倒入猪肺，用大火汆煮约半分钟，再用清水洗干净，待用。

（3）砂锅中注水，倒入姜片、南杏仁、川贝、天门冬、猪肺，淋入适量料酒提味，盖上锅盖，烧开后用小火煲煮约60分钟，至食材熟软。

（4）放入白萝卜，盖上锅盖，用小火续煮约20分钟，至食材熟透，加盐、鸡粉调味即可。

山药
——养肺健脾、生津

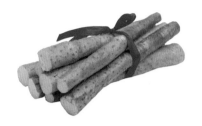

山药含有皂苷、黏液质，有润滑、滋润的作用，可益肺气、清肺阴，治疗肺虚、痰嗽久咳之症，对脾胃虚弱、倦怠无力、食欲缺乏、久泻久痢、肺气虚燥、痰喘咳嗽、消渴尿频、皮肤赤肿、肥胖等病症有食疗作用。

新鲜山药切片后需立即浸泡在盐水中，以防止其氧化发黑。新鲜山药切开时会有黏液，极易滑刀伤手，可以先用清水加少许醋洗山药，这样可减少黏液。山药皮中所含的皂苷或黏液里所含的植物碱容易导致皮肤过敏，可以在切山药时戴上一次性手套，避免接触到山药的黏液。

四宝炖乳鸽

原料： 乳鸽1只，山药、银杏果各130克，香菇40克，枸杞子13克，鸡清汤700毫升，葱段、姜片、料酒各适量，盐3克，味精少许。

制作：

（1）将乳鸽去毛、脚、翼尖，然后将其剁成小块。

（2）将山药切成小滚刀块，与乳鸽块一起飞水；香菇洗净。

（3）取鸡清汤700毫升置于锅中，放入银杏果、山药、香菇、枸杞子、乳鸽块及葱段、姜片、料酒、盐、味精，煮约2小时，最后去除葱、姜即可。

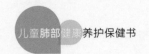

银耳

——养阴润肺

　　银耳具有滋补生津、润肺养胃、补气和血、补脑提神、强精补肾、延年益寿的功效，主要用于辅助治疗虚劳、咳嗽、痰中带血、津少口渴、病后体虚、气短乏力等病症，对肺痿、月经不调、女性带症、大便秘结、大便下血、肿瘤等有一定的疗效。

　　好的银耳耳片呈金黄色，有光泽，朵大，体轻疏松，肉质肥厚，坚韧而有弹性，蒂头无耳脚、黑点，无杂质。银耳本身无味，选购时可取少许试尝，如有刺激或有辣的感觉，说明是用硫黄熏制的。

菠萝银耳红枣甜汤

原料： 菠萝125克，水发银耳20克，红枣8颗，白糖10克。

制作：

（1）菠萝去皮，洗净，切块；水发银耳洗净，撕成小朵；红枣洗净，备用。

（2）汤锅置于火上，倒入水，下入菠萝、水发银耳、红枣煲至熟，调入白糖搅匀即可。

黑木耳
——滋阴、润肺

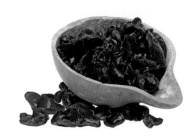

黑木耳被营养学家誉为"素中之王"，具有补气、滋阴、润肺、补肾、凉血活血、通便等功效，主治咳嗽、咯血、吐血、衄血、血痢、崩漏、痔疮出血、便秘带血等症状。黑木耳中富含膳食纤维，因此急性肠炎患者、严重腹泻患者及其他需要低渣、易消化饮食的人群应少吃或不吃。

质量好的干黑木耳大而薄，表面平滑，呈乌黑或灰黑色，背面稍灰暗、干燥、组织纹理清晰、互不黏结，手摸干燥，分量轻。手摸有潮湿感、分量较重的干黑木耳可能是在储运过程中受潮了，这类干黑木耳易霉变，不宜选购。干黑木耳应放在通风、透气、干燥、凉爽的地方储存，避免被阳光长时间照射。

黑木耳炒肉

原料： 瘦肉150克，彩椒50克，水发黑木耳45克，盐、鸡粉、料酒、生抽、水淀粉、姜、蒜、葱、食用油各适量。

制作：

（1）将食材洗净，水发黑木耳撕成小朵，彩椒切粗丝，瘦肉切片。

（2）把瘦肉片装入碗中，加盐、鸡粉、水淀粉拌匀，腌渍入味。

（3）用油起锅，放入姜、蒜、葱，爆香，倒入瘦肉片，炒至变色，淋料酒，放入彩椒丝、黑木耳，加盐、鸡粉、生抽，炒匀，继续炒至熟透，装盘即成。

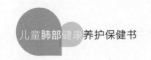

薏米
——利湿健脾、清肺热

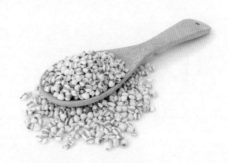

薏米能"健脾益胃，补肺清热，祛风燥湿"。薏米是一种对脾、肺两脏都非常有益的食材，而且性质温和，微寒不伤胃，益脾而不滋腻，非常适合儿童食用。

平时一般将薏米当成杂粮食用，熬粥用得最多，也可以炖汤，或做成豆浆、糖水等。对于儿童来说，夏天喝一些薏米粥，有非常好的健脾润肺效果，还有助于排出体内湿毒。

红枣薏米煲老鸭

原料： 红枣、薏米各10克，冬瓜200克，鸭1只，姜10克，盐3克，鸡精、胡椒粉各2克，香油5毫升，食用油适量。

制作：

（1）冬瓜洗净，切块；鸭洗净，剁块；姜洗净，去皮，切片；红枣洗净；薏米洗净。

（2）锅置火上，油烧热，爆香姜片，加入清水烧沸，下入鸭肉块汆烫后捞起。

（3）将鸭肉块转入砂锅内，放入红枣、薏米烧开后，放入冬瓜煲至熟，调入盐、鸡精、胡椒粉，淋入香油拌匀即可。

白菜

——清热润肺

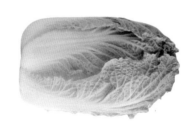

白菜具有清热除烦、行气祛瘀、消肿散结、通利胃肠等功效，对肺热咳嗽、身热、口渴、胸闷、心烦、食少便秘、腹胀等病症有食疗作用。白菜所含的胡萝卜素和维生素C等远高于其他蔬菜，可以保证人体需求，预防多种疾病，还可以增强免疫力，保护呼吸系统，预防咳嗽。可以将白菜和香菇搭配食用，止咳效果更佳。但脾胃虚寒、大便溏薄者应少吃白菜。

用白菜制作菜肴，炒、熬时间不宜过长，以免损失营养。

白菜海带豆腐煲

原料：白菜200克，海带丝80克，豆腐150克，高汤、盐各少许，味精、香菜各3克。

制作：

（1）将白菜洗净切成小块，海带丝洗净，豆腐切块备用。

（2）砂锅置于火上，加入高汤，下入白菜、豆腐、海带丝，调入盐、味精，煲至熟，撒上香菜即可。

花菜

——清肺解毒

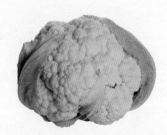

　　花菜中的营养成分有助于调节内分泌和免疫功能，帮助免疫系统清除上呼吸道和肺部积聚的有害物质。18世纪，欧洲内科医师布哈尔夫将适量蜂蜜调入煮熟的花菜嫩茎叶汁中治疗咳嗽和肺结核，当时此药享誉医药界，被称为"布哈尔夫的糖浆"。

　　口干口渴、消化不良、食欲不振、大便干结者，以及癌症患者、肥胖者最宜食用花菜。少年儿童食用花菜可增强抵抗力，促进生长发育，维持牙齿、骨骼的正常功能。

花菜菌菇汤

原料： 香菇、平菇各100克，西蓝花、花菜各75克，鸡胸肉50克，高汤适量，盐4克。

制作：

（1）将西蓝花、花菜、香菇、平菇、蘑菇洗净，掰成小朵；鸡胸肉洗净，切块汆水备用。

（2）净锅上火，倒入高汤，下入西蓝花、花菜、香菇、平菇、鸡胸肉，煲至熟，加入盐调味即可。

冬瓜
——养肺气，祛脾湿

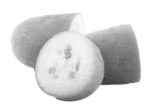

冬瓜被称为"祛湿大元宝"，是果蔬里祛湿的"第一号专家"，具有利水、消肿、清热的功效。《神农本草经》中也提到冬瓜有"去湿解暑""消除水肿"的功效。对于拥有湿热体质的人来说，多吃冬瓜能祛除体内的湿气。

冬瓜含有丰富的维生素和矿物质，最适合在冬季润肺养肺，增强呼吸系统抵抗力。与莲藕一样，生冬瓜也是寒性食物，但煮熟的冬瓜寒性大为减弱，日常食用没有问题。脾胃虚弱、容易腹泻的孩子不宜常吃冬瓜。

冬瓜白果粥

原料：冬瓜250克，白果30克，大米100克，姜末少许，盐2克，胡椒粉3克，葱少许，高汤半碗。

制作：

（1）白果去壳、皮，洗净；冬瓜去皮洗净，切块；大米洗净，泡发；葱洗净，切成葱花。

（2）锅置火上，注入水后放入大米、白果，用旺火煮至米粒完全开花。

（3）放入冬瓜、姜末，倒入高汤，改用小火煮至粥成，调入盐、胡椒粉入味，撒上葱花即可。

莲藕
——生津清热，化痰润肺

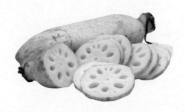

莲藕中含有丰富的钙、磷、铁等矿物质及维生素C和膳食纤维，含糖量低。莲藕清凉入肺，能养阴清热，增强人体免疫力。

平时做饭时，可以将莲藕与糯米、蜂蜜、红枣一起蒸，也可以和排骨炖汤，健脾开胃。

莲藕生食能清热润肺、凉血行瘀，是润肺之佳品，感冒、咳嗽患者不妨试试。也可用鲜藕汁治疗咳嗽、哮喘和肺炎等呼吸系统疾病，热莲藕茶能镇咳祛痰。脾胃消化功能低下者、大便溏泄者及产妇忌大量食用鲜藕。

慈姑炒藕片

原料： 慈姑130克，莲藕180克，彩椒50克，蒜末、葱段各少许，蚝油、鸡粉、盐、水淀粉、食用油各适量。

制作：

（1）洗净的慈姑去蒂，切片；彩椒切成小块；洗净去皮的莲藕切片。

（2）用油起锅，倒入蒜末和葱段，爆香，倒入莲藕、慈姑和彩椒，炒熟，放蚝油、鸡粉、盐，炒匀。

（3）淋适量水淀粉，炒匀，将食材盛出，装盘即可。

竹笋
——清热消痰

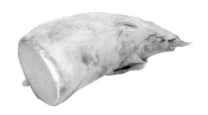

中医认为，竹笋具有清热消痰、利膈爽胃、消渴益气等功效，还可开胃健脾、宽肠利膈、通肠排便、利膈豁痰等。《本草求原》中说竹笋"甘而微寒，清热除痰"，《随息居饮食谱》中说竹笋"甘凉，开胸消痰"。因此，风热咳嗽者或肺热咳嗽者最宜食用竹笋。

竹笋的食疗功效很多。竹笋烧肉，可滋阴益血；芝麻油焖笋，能化痰消食；食嫩笋尖做的汤，可使小儿麻疹出透，缩短病期；食笋粥，对久泻形成的脱肛有疗效。

吃春笋要防过敏，尤其是老人、儿童不宜多吃，每餐最好不要超过半根。小儿应少量吃春笋，不能吃毛笋；老人吃笋一定要细嚼慢咽。为防止出现过敏，炒笋片、笋丁时，要先用开水将笋片、笋丁烫5~10分钟，先少量品尝，如有过敏反应，马上停止食用。

竹笋鸡片汤

原料： 竹笋150克，鸡胸肉200克，生姜5克，盐6克。

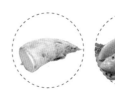

制作：

（1）竹笋去皮，切成块；鸡胸肉切成小块。

（2）锅中加水烧沸，下入鸡胸肉、竹笋、生姜煮约6分钟，待熟后加盐调味即可。

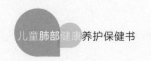

百合

——清热止咳，去肺燥

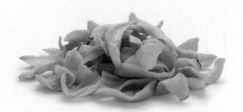

百合甘凉清润，入肺、心经，长于清肺润燥止咳、清心安神定惊，对肺燥咳嗽、虚烦不安、阴虚久咳、痰中带血、肺结核、支气管炎、支气管扩张及各种秋燥病症均有较好疗效。百合熟食或煎汤饮用，可治久咳、干咳、咽痛等症。

百合为药食兼优的滋补佳品，四季皆可食用，但更宜于秋季食用。煮百合粥时，百合不宜太早下锅，以免吃起来有酸味，等其他食材快熟时，放入百合再煮几分钟即可。

由于百合偏凉性（但并不寒），胃寒者少食。风寒咳嗽、虚寒出血、脾胃不佳者忌食。

银耳白果百合汤

原料： 白果40克，水发百合18克，银耳20克，冰糖10克。

制作：

（1）将白果洗净；银耳泡发洗净，撕成小朵；水发百合洗净，备用。

（2）净锅上火，倒入水烧开，下入白果、银耳、水发百合，调入冰糖煲至熟即可。

葱白

——助肺通阳气

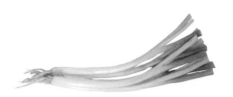

葱白为百合科植物葱近根部的鳞茎。葱常作为一种很普遍的调味品或蔬菜食用，在日常烹调中占有重要的位置。"葱，所治之症，多属太阴、阳明，皆取其发散通气之功。通气，故能解毒及理血病。气者，血之帅也，气通则血活矣"。

除了调味的作用外，葱白还具有发汗解表、通达阳气的功效，主要用于外感风寒、阴寒内盛、格阳于外、脉微、厥逆、腹泻，也可外敷治疗疮痈疔毒等症。

表虚多汗者应少食用葱白；食用葱、韭菜等食物可能加重体味，因此有狐臭者应少吃。

葱香豆腐

原料： 豆腐250克，淡豆豉15克，葱白3克，盐适量，香油少许。

制作：

（1）先将豆腐洗净，切成小块；葱白洗净，切丝。

（2）将豆腐块放入锅中略煎5分钟，放入淡豆豉，加入清水250毫升，再煮5分钟，放入葱丝，根据口味加入盐、香油即可。

生姜
——温肺止咳

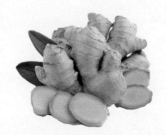

生姜辛而微温，既发散风寒，又温肺止咳，对风寒感冒、头痛、咳嗽的治疗效果显著。此外，生姜还被称为"呕家圣药"，对受寒导致的反胃、腹泻、胃痛等具有一定的缓解作用。生姜味辛辣，有一定的宣肺、祛痰作用。

夏季常吹空调，或冬季外感风寒引起的伤风感冒，喝点姜糖水有助于驱除体内风寒邪气。暑热和风热引起的感冒则不宜用生姜治疗。

早上吃姜效果最好。因为早晨气血流至阳明胃经，此时吃姜可以生发胃气，促进消化。生姜性温，能加快血液流动，早晨食姜有助于提神醒脑，晚上食姜则不利于收敛阳气，容易使人兴奋，影响睡眠，还易郁积内火，耗伤肺阴。阴虚内热、血热妄行者忌食；痔疮、疔痈患者不宜多食。

玉竹沙参焖老鸭

原料： 老鸭1只，玉竹、北沙参各15克，生姜、盐、葱花各适量。

制作：

（1）将老鸭洗净，余去血水，斩块，备用；北沙参、玉竹、生姜洗净，北沙参切块，玉竹切片，生姜去皮切片，备用。

（2）净锅上火，加入老鸭、玉竹、北沙参、生姜，用大火煮沸，转小火煨煮1小时，加盐、葱花调味即可。

薄荷
——润肺、清头目

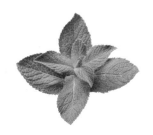

　　薄荷轻扬升浮、芳香通窍，可润肺、清头目、利咽喉，可用于风热上攻所致的头痛目赤、咽喉肿痛。本品辛以发散、凉以清热，能有效清肺热，为疏散风热常用之品，常用于风热感冒、温病初起。此外，薄荷兼入肝经，能疏肝解郁，可用于肝郁气滞、胸闷胁痛等症。阴虚血燥、肝阳偏亢、表虚汗多者忌服薄荷叶。

　　日常用薄荷泡茶饮用，或将薄荷加到果蔬汁里，能清心怡神、疏风散热、增进食欲；还可以在菜肴中添加少许薄荷，有独特的风味。

罗汉果金银花薄荷饮

原料： 罗汉果半个，金银花6克，玄参8克，薄荷3克，蜂蜜适量。

制作：
（1）将罗汉果、金银花、玄参、薄荷均洗净备用。
（2）锅中加水600毫升，大火煮开，放入罗汉果、玄参煎煮约2分钟，再加入薄荷、金银花煮沸即可。
（3）滤去渣儿，加入适量蜂蜜即可饮用。

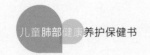

紫苏

——理气宽中

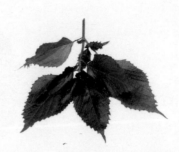

紫苏辛温芳香，能理气宽中、和胃止呕、散表寒，发汗力较强，多用于风寒表证，见恶寒、发热、无汗等症，常配生姜同用；如表证兼有气滞，可与香附、陈皮等同用。紫苏用于脾胃气滞、胸闷、呕恶，不论有无表证均可应用，都是取其行气宽中的作用，临床常与藿香配伍应用。需要注意的是，高热、虚火旺盛、血热妄行者禁用紫苏。

将新鲜紫苏叶切成细丝，焯水后用盐腌一下，去掉多余的汁液以后，再和蛋液拌匀一起煎，就能做出可口美味的紫苏煎蛋。炖鱼、炖鸭时放两片紫苏叶，能增香提鲜。

虫草紫苏炖鸭

原料： 鸭1只，冬虫夏草5枚，紫苏10克，红枣10颗，料酒、盐、葱、姜各适量。

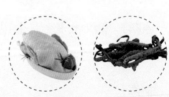

制作：

（1）鸭洗净切块，姜切片，葱切段，冬虫夏草、红枣、紫苏分别洗净备用。

（2）将鸭肉放入砂锅中，放入冬虫虫草、紫苏、红枣，加料酒、盐、葱段、姜片，炖约2小时即可。

香菜
——宣肺下气

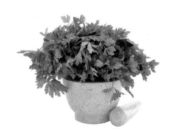

香菜具有清热解毒、宣肺下气的功效，患风寒感冒导致咳嗽、咳喘时，适当食用香菜有很好的食疗作用。

香菜的特殊香味能刺激汗腺分泌，促使机体发汗、透疹。香菜辛香升散，能促进胃肠蠕动，具有开胃醒脾的作用。因热毒壅盛而非风寒外来所致的疹出不透者忌食香菜；患有癌症、慢性皮肤病、眼病者及气虚体弱者、胃溃疡患者、十二指肠溃疡患者不宜多食香菜。

香菜含有许多挥发油，能祛除肉类的腥膻味，因此在一些菜肴中加少许香菜，能起到祛腥膻、增味道的独特功效。

西红柿牛肉汤

原料：牛肉450克，西红柿80克，盐6克，葱段2克，香菜20克。

制作：

（1）将牛肉洗净，切块，余水；香菜洗净，切段；西红柿切块。

（2）净锅上火，倒入水，下入牛肉、西红柿煲至熟，撒入葱段、香菜、盐调味即可。

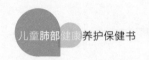
雪梨
——补水润肺

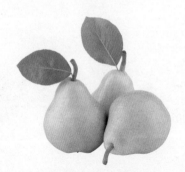

雪梨能润燥，药用价值很高，是做"梨膏"的原材料。雪梨果皮表面较粗糙，有蜡质，市面上常见的梨中，它是个头最大的，每个重350～400克。雪梨肉质细脆，汁多味甜，以河北赵县出产的雪梨最为出名。

雪梨能清肺润肺，具有止咳化痰、清热降火、养血生津、润肺去燥、润五脏、镇静安神等功效，对咳嗽、咳痰、高血压、心脏病、便秘、头晕目眩、失眠多梦患者有良好的食疗作用。

脾虚便溏、慢性肠炎、胃寒、寒痰咳嗽、外感风寒咳嗽者和糖尿病患者，以及产妇和经期中的女性不宜食用雪梨。

百合莲藕炖梨

原料： 鲜百合200克，雪梨2个，白莲藕250克，盐少许。

制作：

（1）将鲜百合洗净，撕成小片；白莲藕洗净去节，切成小块；雪梨削皮，切块。

（2）把雪梨与白莲藕放入清水中煲约2小时，再加入鲜百合片，煮约10分钟。

（3）撒入盐调味即可。

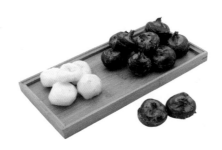

荸荠

——清热生津

　　荸荠又称马蹄。荸荠煮熟食用，具有清热生津、化湿祛痰、凉血解毒等功效，可治疗热病伤津、口燥咽干、肺热咳嗽、痰浓黄稠等，与莲藕榨汁共饮效果更佳。不要生吃荸荠，要洗净、去皮、煮透后方可食用，而且煮熟的荸荠更甜。荸荠的生产季节在冬春两季，选购时，应选择个体大、外皮呈深紫色且芽短粗的。

　　脾胃虚寒、血虚、血瘀者及经期女子不宜常吃荸荠。咽喉干疼、咳嗽多痰、大便不利者适宜食用荸荠，小儿消化力弱者忌食荸荠。

银耳荸荠糖水

原料： 银耳150克，荸荠12粒，冰糖200克，枸杞子少许。

制作：

（1）将银耳放入冷水中泡发后，洗净。

（2）锅中加水烧开，下入银耳、荸荠煲约30分钟。

（3）待熟后，加入枸杞子，下入冰糖，烧至其溶化即可。

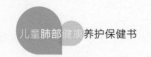
甘蔗

——清热、生津

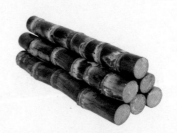

甘蔗具有清热、生津、下气、润燥及解酒等功效，主治热病津伤、心烦口渴、反胃呕吐、肺燥咳嗽、小便不利、大便燥结、消化不良、醉酒等症，为夏暑秋燥之良药，可有效清肺热、养肺气。

将甘蔗去皮、切块，榨汁饮用，不仅吃起来安全，不会磨伤嘴角，味道也更加甘洌。但吃完甘蔗后必须漱口，以防产生龋齿。甘蔗性凉，而且含糖较多，因此脾胃虚寒者、胃腹寒痛者和糖尿病患者不宜食用。

新鲜甘蔗质地坚硬，瓤部呈乳白色，有清香。中等粗细、节头少、比较均匀的甘蔗往往比较甜，过粗、过细的甘蔗都不建议购买。

甘蔗茯苓瘦肉汤

原料：玉米、胡萝卜各60克，甘蔗40克，茯苓20克，瘦肉350克，高汤适量，盐2克。

制作：

（1）洗净去皮的胡萝卜切段；瘦肉切成小块，放入沸水锅中煮约2分钟，焯去血水，捞出冲洗净，备用。

（2）砂锅中注入适量高汤烧开，倒入玉米、胡萝卜、甘蔗、茯苓、瘦肉，搅拌均匀。

（3）大火煮约20分钟，转至小火慢炖约2小时，至食材熟透，加盐调味，盛出装入碗中即可。

苹果

——生津止渴，润肺

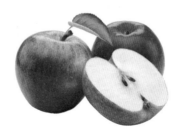

苹果具有生津润肺、除烦解暑、开胃醒酒的功效。《千金食治》明确指出，苹果"益心气"。《随息居饮食谱》也指出，苹果能"润肺悦心，生津开胃，醒酒"。

常吃苹果可以促进新陈代谢，促进血液流动，保护心脑血管。苹果中含有丰富的水溶性纤维果胶原，有助于肠胃蠕动。苹果去皮后，果肉中的酚类物质会被空气氧化变成褐色，虽然并非变质，但是消耗了果肉表面部分的营养成分，因此苹果切开后最好尽快食用。

山楂苹果大米粥

原料：山楂干20克，苹果50克，大米100克，冰糖15克。

制作：

（1）大米淘洗干净，用清水浸泡；苹果洗净切小块；山楂干用温水稍泡后洗净。

（2）锅置火上，放入大米，加适量清水煮至八成熟。

（3）放入苹果、山楂干煮至米烂，放入冰糖熬至溶化即可。

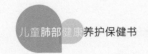

柚子

——润肺清肠

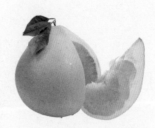

柚子具有理气化痰、润肺清肠、补血健脾、增食欲、增强毛细血管韧性、降低血脂等功效，能治食少、口淡、消化不良等症，可促进消化、除痰止渴、理气散结。柚子还有清肠、利便、解酒等功效，可促进伤口愈合。气虚体弱、腹部寒冷、腹泻及肝功能弱的人不宜食用柚子。

柚子皮很厚，因此能储存较长时间，放阴凉通风处，可以保存2周左右。

柚子炖鸡

原料：柚子1个，鸡1只，生姜片、葱段、盐、料酒各适量。

制作：

（1）鸡去皮毛、内脏，洗净，斩块；柚子去皮，洗净，留肉。

（2）将柚子肉、鸡肉放入砂锅中，加入葱段、生姜片、料酒、盐、适量水。

（3）将盛有鸡肉的砂锅置于有水的锅内，隔水炖熟即可。

葡萄

——防过敏，抗肺炎

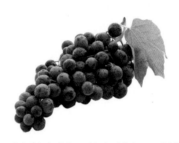

葡萄具有滋补肝肾、滋阴补血、通利小便、养血益气、强壮筋骨、生津除烦、健脑养神的功效，适用于妊娠贫血、肺虚咳嗽、心悸盗汗、风湿痹痛、水肿等症。葡萄购买后最好尽快吃完，也可用保鲜袋密封好放入冰箱，能保存2~3天。清洗葡萄一定要彻底，可先用清水泡5分钟左右，再逐个清洗。购买葡萄时可以摘底部的一颗尝尝，如果味道甜美，则整串都会很甜。

糖尿病患者及便秘者不宜多吃葡萄；阴虚内热、津液不足者忌食葡萄；肥胖者也不宜多食葡萄。

雪梨葡萄干饮

原料：雪梨1个，葡萄干100克，蜂蜜20克。

制作：

（1）葡萄干洗净，备用。

（2）雪梨去核，洗净。

（3）锅中加适量的水，大火煮沸，先放入雪梨煮约10分钟，再下入葡萄干煮至软烂，最后调入蜂蜜即可。

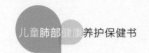
无花果
——利咽消肿、润肺止咳

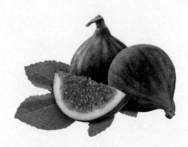

无花果中含有柠檬酸、苹果酸等物质，这些酸性物质既能生津止渴，又能祛痰疏滞，因此无花果具有抗炎消肿的功效，可利咽消肿、润肺止咳。

新鲜的无花果汁中含有一些特殊的芳香物质，具有提高免疫力、抗氧化、防癌抗癌的作用。脂肪肝、脑血管病、糖尿病、腹泻、正常血钾性周期性麻痹等疾病患者不宜食用无花果，大便溏薄者不宜生食无花果。

新鲜的无花果应该即买即食，干果要隔绝空气，密封、干燥保存。

无花果炖瘦肉

原料： 猪瘦肉250克，太子参10克，无花果50克，盐、味精各适量。

制作：

（1）太子参略洗；无花果洗净；猪瘦肉洗净，切片。

（2）把全部用料放入炖盅内，加滚水适量，盖好，隔滚水炖约2小时，放入盐、味精调味即可。

枇杷
——清肺止咳

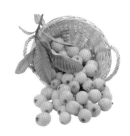

枇杷最早记载于《莆田县志》，"枇杷，夏初成熟，色黄味酸"，因其叶形似琵琶而得名。《本草纲目》中记载："枇杷叶气薄味厚，阳中之阴，治肺胃之病。"

枇杷具有生津止渴、清肺止咳、和胃除逆之功效，对促进消化、解暑、预防感冒有很好的作用，主要用于辅助治疗肺热咳嗽、咳痰、久咳不愈、咽干口渴、胃气不足等症，起一定的食疗作用。

脾胃虚寒者、糖尿病患者应谨慎食用枇杷。

金橘枇杷雪梨汤

原料： 雪梨75克，枇杷80克，金橘60克。

制作：

（1）金橘洗净，切成小瓣；雪梨去核，切成小块；枇杷去核，切成小块，备用。

（2）砂锅中注水烧开，倒入切好的雪梨、枇杷、金橘，搅拌均匀，盖上锅盖，烧开后用小火煮约15分钟。

（3）揭盖，搅拌均匀，关火后盛出煮好的汤，装入碗中即可。

橄榄

——滋润咽喉

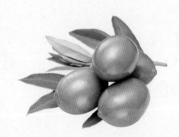

橄榄向来被中医称为"肺胃之果"，又有"赛人参"的美称。橄榄具有滋润咽喉、抗炎消肿的作用，所以对咽喉肿痛、肺热咳嗽和咯血的人群有益。新鲜的橄榄含有大量的糖类、挥发油和多种维生素，具有清热解毒、生津止渴的功效。冬春季节，每日嚼食两三枚鲜橄榄，可预防上呼吸道感染，故民间有"冬春橄榄赛人参"之说。

挑选橄榄要选择颗粒大、核小、汁多的。色泽变黄并且有黑点的橄榄不新鲜；色泽特别青绿，而没有一点黄色的橄榄可能是被矾水浸泡过的，选购时要谨慎。橄榄不宜多吃，胃溃疡、脾胃虚寒及大便秘结者不宜吃橄榄。

橄榄雪梨煲瘦肉汤

原料： 青橄榄90克，瘦肉100克，雪梨200克，盐2克。

制作：

（1）将青橄榄拍扁；雪梨切开，去核，切成块；瘦肉切块，用沸水焯片刻，沥干水分待用。

（2）砂锅中注入适量清水烧开，倒入瘦肉块、青橄榄、雪梨块。

（3）加盖，大火煮开转小火煮约2小时至食材熟透，加入盐，搅拌至入味，装入碗中即可。

罗汉果

——清热润肺、止咳化痰

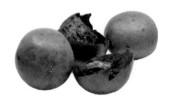

罗汉果有清热润肺、止咳化痰、润肠通便之功效，主治百日咳、痰多咳嗽、血燥便秘等症，对急性支气管炎、急性扁桃体炎、咽喉炎、急性肺炎都有很好的疗效。用从罗汉果中提炼的膏质制成的罗汉果冲剂、罗汉果精、罗汉果定喘片等，常作为保健药使用。

取罗汉果少许，冲入开水浸泡、冰镇，是一种极好的清凉饮料，既可提神生津，又可预防呼吸道感染，常年服用能驻颜美容、延年益寿。

成熟的鲜罗汉果含有丰富的蛋白酶，使人有强烈的麻舌感，需要加热把酶杀灭才能食用。罗汉果如在太阳下晒干可以代茶饮，但不能长期代茶饮；如果是烘干的罗汉果，饮多了会上火，风热咳嗽最好少饮或配以其他清热材料饮用。

蒲公英罗汉果茶

原料：罗汉果1颗，胖大海5颗，蒲公英10克，冰糖适量。

制作：

（1）将罗汉果洗净后，拍碎；胖大海、蒲公英洗净，备用。

（2）将罗汉果、胖大海、蒲公英放进锅内，加1500毫升水，煮开后小火再煮约20分钟，滤渣儿。

（3）加入适量冰糖调味即可。

155

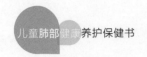

贝母
——清肺阴、宣肺

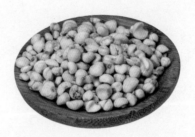

　　贝母是润肺止咳的中药材，其应用历史悠久，疗效显著。最早的记载当为汉代的《神农本草经》，书中将贝母列为中品。贝母通常用于清热润肺、化痰止咳，为气管炎和慢性支气管炎的常用中药。

　　贝母有镇咳、化痰、镇痛、降压等药理作用，能清肺阴、宣肺、润肺、清肺热，可用于肺热燥咳、干咳少痰、阴虚劳嗽、咳痰带血。贝母若作养阴润肺、化痰止咳之用，常配伍沙参、麦冬；若作清肺润燥之用，常配伍知母；若作清热解毒、消肿散结之用，常配伍蒲公英、鱼腥草。

　　贝母反乌头、矾石、莽草，恶桃花，所以不宜与乌头类药材同用。脾胃虚寒及有湿痰者不宜用贝母。

贝母炖鸡蛋

原料： 贝母6克，鸡蛋2枚，盐少许。

制作：

（1）将贝母洗净备用。

（2）将鸡蛋打入碗中，加入少许盐，搅拌均匀。

（3）将贝母放入鸡蛋液中，入蒸锅蒸6分钟即可。

核桃
——补益肺肾

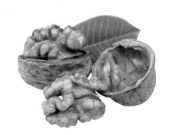

中医认为，核桃仁有温补肺肾、定喘润肠的功效，是"滋补肝肾、强健筋骨之要药"，可用于治疗由肾阳不足引起的腰腿酸软、筋骨疼痛、牙齿松动、须发早白等症。

核桃仁加糖炒食，味道甜美、香脆可口，与面粉做成美味的点心也是不错的选择。此外，核桃仁表面有一层薄薄的皮，有固摄肾气的作用，因此吃核桃仁的时候一定要带着那层薄皮一起吃。

五仁粥

原料：花生仁、核桃仁、杏仁各20克，郁李仁、火麻仁各10克，绿豆30克，小米70克，白糖4克。

制作：

（1）小米、绿豆泡发洗净；花生仁、核桃仁、杏仁均洗净。

（2）锅置火上，加入适量清水，放入除白糖以外所有准备好的材料，开大火煮开。

（3）转中火将粥煮至将呈浓稠状，调入白糖拌匀即可。

鸭肉

——滋阴养肺

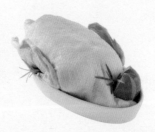

鸭肉具有清肺解热、滋阴养肺的功效，可用于治疗咳嗽痰少、咽喉干燥等症。鸭肉对肺结核有很好的食疗效果，被称为"肺结核患者的圣药"。

鸭肉中所含有的B族维生素和维生素E比其他肉类多，既能抗衰老，又能有效地抵抗多种炎症。

鸭肉性寒，身体虚寒、胃部冷痛、动脉硬化者应少食，感冒者不宜食用。

枸杞鸭肉粥

原料： 鸭肉80克，冬菇30克，枸杞子10克，大米120克，料酒、生抽、盐、味精、葱花各适量。

制作：

（1）大米淘净泡好；冬菇泡发洗净，切片；枸杞子洗净；鸭肉洗净切块，用料酒、生抽腌渍约10分钟。

（2）油锅烧热，放入鸭肉，过油盛出；锅中加清水，放入大米，旺火煮沸，下入冬菇、枸杞子，转中火熬煮至米粒开花。

（3）下入鸭肉，将粥熬煮至浓稠，调入盐、味精，撒上葱花即可。

猪肺
——止咳润肺

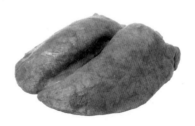

　　猪肺具有止咳润肺的功效，对肺虚咳嗽、咯血有一定的食疗作用。《本草纲目》认为，猪肺可"疗肺虚咳嗽、嗽血"。现代研究表明，猪肺中含有大量人体所必需的营养成分，包括蛋白质、脂肪、钙、磷、铁、烟酸及维生素B_1、维生素B_2等，适量食用对肺部有一定的保健作用。

　　猪肺在食用前要充分清洗：可先将猪肺气管对着水龙头灌水，待肺膨胀后用手使劲挤，将灌进去的水通过小气管挤出来，重复几次；再将猪肺切片，放少许面粉和水，用手反复揉搓，将猪肺的附着物搓掉，然后用清水冲洗；倒清水没过猪肺片，再加适量白醋浸泡约15分钟，可将猪肺彻底清洗干净。

沙参煲猪肺

原料： 猪肺300克，沙参片12克，桔梗10克，盐6克。

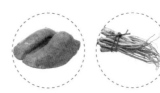

制作：

（1）将猪肺洗净，切块；锅置火上，注入适量清水，以大火烧沸，将猪肺放入沸水中余烫一下。

（2）将沙参片、桔梗分别用清水洗净，备用。

（3）净锅上火，倒入水，调入盐，下入猪肺、沙参片、桔梗，煲至熟即可。

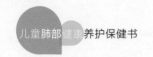

鲈鱼
——清肺止咳，益肝补肾

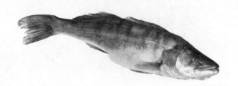

　　中医认为，鲈鱼有健脾胃、益肝补肾的作用。《食疗本草》中记载，鲈鱼可"补五脏、益筋骨、和肠胃、治水气、安胎、补中"。现代研究发现，鲈鱼富含蛋白质、维生素、钙、镁、锌、硒等营养素，对肝肾不足者有很好的补益作用。《饮食须知》认为鲈鱼"多食发疮肿"，有皮肤疾病者慎食。

　　为了保证鲈鱼的肉质洁白，宰杀鲈鱼时应把鲈鱼的鳃颊骨斩断，倒吊放血，待血污流尽后，从鱼尾部顺着脊骨逆刀而上，剖断胸骨，将鲈鱼分成软、硬两边，取出内脏，洗净即可。

土豆烧鲈鱼块

原料： 土豆200克，鲈鱼800克，红椒40克，姜片、葱段各少许，生抽、盐、水淀粉、鸡粉、食用油各适量。

制作：

（1）将土豆斜刀切块；红椒切片；鲈鱼切段，加盐、生抽腌渍约20分钟。

（2）油锅烧至四成热，倒入土豆，炸至起皮，捞出；放入鲈鱼，炸至金黄，捞出，沥干油分。

（3）锅底留油，倒入姜片、葱段，爆香；放入鲈鱼，淋入生抽，炒匀；注入清水，倒入土豆块，加盐，小火焖约10分钟至熟透；加鸡粉、红椒片、水淀粉，拌匀收汁即可。

莲子
——润肺生津

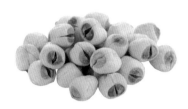

中医古籍记载："（莲子）去心连皮生嚼，最益人，能除烦、止渴、涩精、和血、止梦遗、调寒热。煮食仅治脾泄、久痢，厚肠胃，而交心肾之功减矣。更去皮，则无涩味，其功止于补脾而已。"

莲子具有润肺生津、养心去烦、清肝除燥的功效，可有效缓解因夏秋季节变化引起的肺热、肺燥所致的咳嗽、上火等症。此外，莲子营养丰富，是老少皆宜的滋补佳品，能补养五脏、健脾止泻、益肾涩精、养心安神。

莲子有一定的收涩作用，便秘、消化不良和腹部胀满者应慎食。

核桃莲子黑米粥

原料： 黑米80克，莲子、核桃仁各适量，白糖4克。

制作：

（1）将黑米泡发洗净，莲子去心洗净，核桃仁洗净。

（2）锅置火上，倒入清水，放入黑米、莲子煮开。

（3）加入核桃仁同煮至浓稠状，调入白糖拌匀即可。

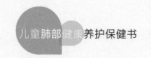
豆腐

——清热润燥

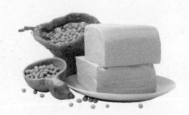

　　豆腐可补中益气、清热润燥、生津止渴、清洁肠胃，适于热性体质、口臭口渴、肠胃不清、热病后调养者食用。豆腐在清热、健脑的同时，所含的营养物质抑制了胆固醇的摄入，有助于减肥瘦身，对肥胖儿童有益。

　　豆腐本身的颜色略带点黄色，优质豆腐切面比较整齐，无杂质，有弹性。将豆腐买回之后，应立刻将其浸泡于凉水中，并置于冰箱中冷藏，待烹调时再取出。豆腐虽然营养丰富，但也不可多吃，长期腹胀、腹泻者应少吃豆腐。

海带豆腐汤

原料：海带丝20克，豆腐150克，姜丝、盐各少许。

制作：

（1）将海带丝洗净，泡水；豆腐洗净，切丁。

（2）锅中注水烧开，放入海带丝、豆腐和姜丝煮约10分钟，熟后放盐调味即可。

绿豆

——清肺生津

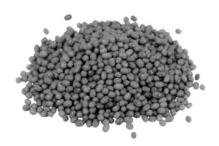

绿豆具有祛暑、清肺生津、降压降脂、调和五脏、保肝、清热解毒、利水消肿等功效，适合内火旺盛的人食用。

绿豆对疮疖痈肿、丹毒等热毒所致的皮肤感染及高血压、水肿、红眼病等症有调理作用。脾胃虚寒者、肾气不足者、易泻者、体质虚弱者和正在吃中药者不宜食用绿豆。

绿豆煮前浸泡，可缩短煮熟时间。

绿豆枸杞汤

原料：菊花10克，绿豆30克，枸杞子20克，红糖适量。

制作：

（1）将绿豆洗净，用清水浸泡约半小时；枸杞子、菊花洗净。

（2）把绿豆放入锅内，加适量清水，大火煮沸后，小火煮至绿豆开花。

（3）加入菊花、枸杞子，再煮约20分钟，加入红糖调味即可。

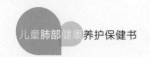
白芝麻

——补血明目、祛风润肠

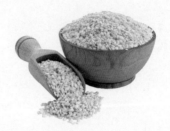

白芝麻具有补血明目、祛风润肠、生津通乳、益肝养发、强身体、抗衰老等功效，可用于治疗身体虚弱、头晕耳鸣、高血压、高血脂、咳嗽、头发早白、贫血、津液不足、大便燥结、乳少、尿血等症。

患有慢性肠炎、便溏腹泻者忌食芝麻。

芝麻仁外面有一层稍硬的种皮，不易消化，把它碾碎后才能使人体吸收到营养，所以整粒的芝麻最好碾碎再食用。

芝麻芋泥

原料： 芋头300克，熟白芝麻5克。

制作：

（1）将洗净去皮的芋头切滚刀块；熟白芝麻放入料理机，磨成芝麻末，待用。

（2）蒸锅上火烧开，放入芋头块，用大火蒸约30分钟至其熟软，放凉待用。

（3）用刀将放凉的芋头块压成泥，装入碗中，撒上备好的芝麻末即可。